救急集中治療部ケースファイルズ

Case Files for Intensive and Critical Care Medicine

編集 東京医科歯科大学大学院救命救急医学教授
東京医科歯科大学医学部附属病院救急部部長 今井 孝祐

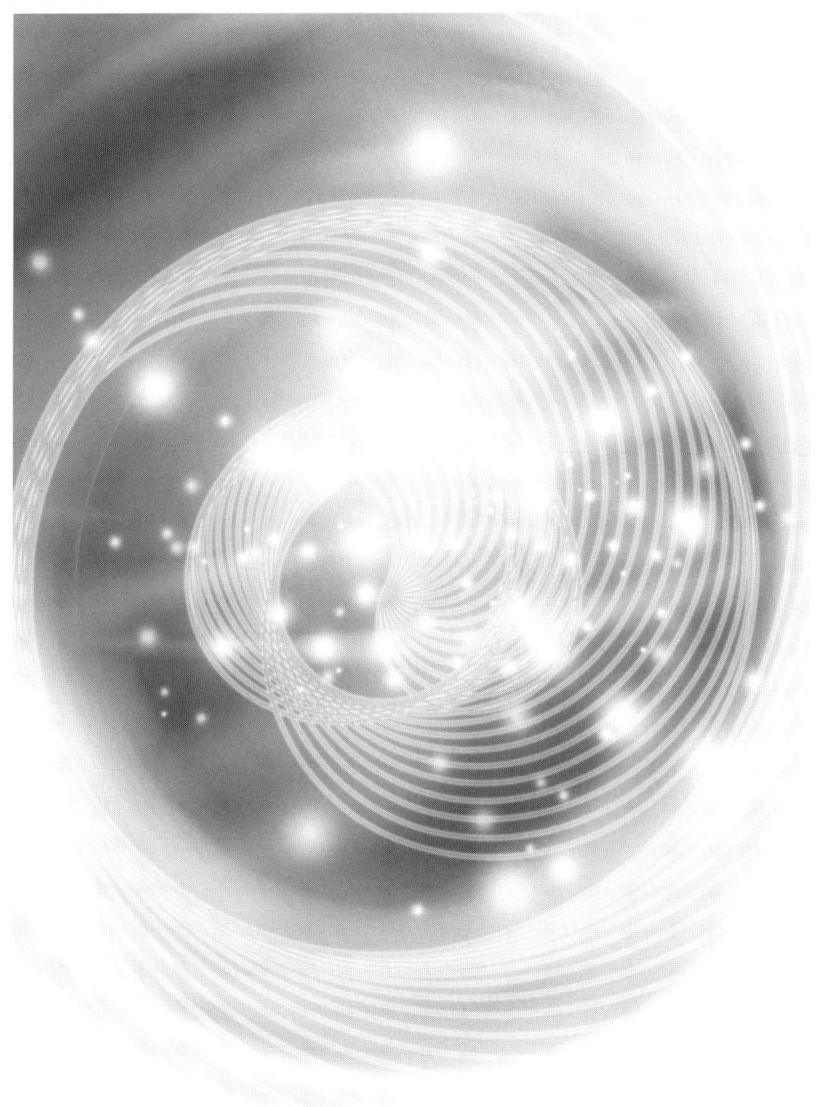

克誠堂出版

編　集

今井孝祐	東京医科歯科大学大学院医歯学総合研究科救命救急医学分野教授 東京医科歯科大学医学部附属病院救急部部長

執筆者

今井孝祐	東京医科歯科大学大学院医歯学総合研究科救命救急医学分野教授 東京医科歯科大学医学部附属病院救急部部長
石原明子	東京医科歯科大学大学院医歯学総合研究科頭頸部外科学分野
脇本浩明	東京医科歯科大学大学院医歯学総合研究科脳神経機能外科学分野
高沢亮治	東京医科歯科大学医学部附属病院泌尿器科
三高千惠子	東京医科歯科大学大学院医歯学総合研究科救命救急医学分野助教授 東京医科歯科大学医学部附属病院救急部副部長
石川敏昭	東京医科歯科大学大学院医歯学総合研究科応用腫瘍学講座

（執筆順）

緒　　言

　救急部での診療は救急隊（もしくは患者家族，患者自身）からの電話連絡で始まります。主訴は何であり，いつから始まり経時的に増悪・不変・軽快しているのかを的確に聞き出し，どのような形で来院したらよいかまでを含めてすばやく判断して指示します。意識障害が高度で気道閉塞の危険がある場合から，救急車を依頼するまでもなく家族に連れてきてもらうことで十分な場合まであります。病態は緊急の生命維持処置を必要とする場合から，救急部で安静，経過観察で帰宅できる場合までさまざまです。多彩な緊急に起こった主訴を的確に判断して，必要な緊急処置を行いながら現症，既往歴を聞き出し，理学所見，緊急検査から診断を予測し，治療に対する反応から集中治療部などの高度治療施設に収容する必要があるか，専門診療科のconsultationをあおいで入院もしくは専門外来を経時的に受診することでよいか，帰宅させてもよいかを判断していきます。救急部を核として，病院のすべての専門分野の協力をあおいでこの一連の流れを迅速によどみなく進めることが必要です。救急部にあらゆる分野の専門家をそろえておき，救急部で診断から治療まで完結させることは事実上不可能，かつ非効率とわれわれは考えております。すべての専門診療科の協力を得て救急医療を行うことが必要であり，このために専門診療科の診療への参加を的確に進めるためには，救急部が正確に判断し，核となることが必要です。緊急を要すると患者が考えた訴えに対して適切に対処することが重要であり，心肺蘇生も緊急度のきわめて高いひとつの例にすぎません。このような救急部の運営（病院併設型救急部）は，高い専門性をもった医療を提供できる利点がある反面，その運営には各分野独自の事情を抱えている全診療科の協力が必要である困難を伴います。このような病院併設型救急部のひとつの診療実態を本書は示します。

　東京医科歯科大学医学部附属病院救急部は，救急部の専任医師を中心として全診療科の協力のもとに救急部を運営し，都心での救急医療の一翼を担っております。本救急部で遭遇する代表的な症例を示し，その治療経過を具体的に述べることで代表的な主訴，病態，疾患に関してどのように対処し，どのように考えたらよいかを最新のevidenceに基づいて示すことが本書の目的です。そのために，主訴で症例提示を始め，救急部で救急隊から何をどのように聞き出したか，救急部に到着時の対応，理学

所見，検査，想定される診断，さらに帰宅／専門診療科へのconsultation／入院の判断へと具体的に述べていきます．これらの判断の基準となった基本的な病態生理の解説（この部分はかなり詳述してあるものもあります），診断のポイント，鑑別診断，該当疾患の治療の原則へと進みます．最後に，若い読者を対象として，知識の整理のための設問を設けてあります．引用した文献は評価の高い雑誌からの最近の代表的な論文に限定し，日常的な疾患で新しい原著論文の乏しいものは，評価の高い雑誌からの最近の総説と代表的成書からにしぼってあります．治療は可能な限り，evidenceに基づいた論理的根拠のあるものでなければなりません．設問に対する回答で，なぜ文献を引用したかにもできるだけ言及するように努めましたので，若い読者の勉学の一助になることを期待しております．また，救急医学の臨床実習にまわってきた医学生諸君との討論材料となった救急集中治療医学領域の最近の話題の中から，興味深かったものをコラム欄に取りあげました．併せて救急集中治療医学の考察を深めるために活用いただきたいと考えております．

救急医学／医療は，新しい研修医制度のもとですべての医師に経験，習得が求められています．本書で取り上げた症例は，東京医科歯科大学附属病院救急部での研修医との症例検討会における症例提示，討議事項に文献的裏付けをして書き足したものであります．救急部はおかれている立地条件や地域の医療体系の中での期待される役割から，症例も偏ってきます．都心という立地条件のもとでの一国立大学附属病院救急部の診療実態とその考え方を提示することにより，救急医学／医療の発展，研修医をはじめとする若い医師の勉学にいささかでも貢献することが本書執筆の目的です．

2006年3月31日

東京医科歯科大学大学院医歯学総合研究科救命救急医学分野教授
東京医科歯科大学医学部附属病院救急部部長
今井　孝祐

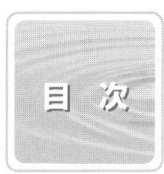

CASE	1	23歳の男性 食後に突然の全身の搔痒感と息苦しさが出現	今井孝祐	1
CASE	2	50歳の女性 喉が痛くてつばも飲み込めず涎がでてしまう	今井孝祐 石原明子	9
CASE	3	70歳の男性　ダンス教室中に突然に座り込み 返事をしなくなった	今井孝祐	17
CASE	4	80歳の男性　自宅で転倒後右下肢痛, 意識も 徐々に低下してきた	今井孝祐	25
CASE	5	54歳の男性 会社内で歩き回り, 話しかけにも応答しない	今井孝祐	35
CASE	6	88歳の女性 転倒して左眼瞼部・左手首を打撲し疼痛が強い	今井孝祐 脇本浩明	45
CASE	7	57歳の男性 突然の強い右側腹部痛と嘔吐, 下痢がある	今井孝祐 高沢亮治	55
CASE	8	28歳の女性　勤務中に立ちくらみを訴え, うつろな表情, 返事をしない	今井孝祐 脇本浩明	65
CASE	9	57歳の男性　会議中にろれつがまわらなくなり 発汗顕著である	今井孝祐	73
CASE	10	64歳の女性 呼びかけに応答できず嘔吐している	今井孝祐	83
CASE	11	19歳の女性 大量の薬物を内服したと通報してきた	今井孝祐	95
CASE	12	55歳の男性 意識消失発作と息苦しさを訴える	今井孝祐	105
CASE	13	22歳の女性 突然に意識消失発作が起きた	今井孝祐	119
CASE	14	73歳の女性　階段から10段ほど転落して 背部痛が強く動けない	今井孝祐	129

CASE				
15	46歳の男性　勤務中に机上にうつぶせていびきをかいている		今井孝祐	137
16	80歳の男性 動作時息苦しい		今井孝祐	149
17	64歳の男性 突然に意識消失，倒れた		今井孝祐	157
18	33歳の男性 突然に胸が痛くなって歩けなくなった		三高千惠子	165
19	32歳の男性 息が苦しくてよくならない		三高千惠子	175
20	80歳の男性 身の置き所がないほど背中が痛い		三高千惠子	183
21	23歳の男性 今朝からおなかが痛く吐いてしまう		三高千惠子 石川敏昭	191

Column

ヘモグロビンレベルはどの程度に保つべきか？	23
血糖値コントロールの重症病態での役割	52
ドパミン・ノルエピネフリンと腎保護作用	81
肺動脈カテーテルは有害か？	116
精神的ストレスと身体表現	147
心肺停止と脳保護，低体温	173
ARDSの長期予後	200

（今井孝祐）

CASE 1

23歳の男性
食後に突然の全身の搔痒感と息苦しさが出現

スパゲティ，ピザ，オレンジジュースを昼食にとり，店から出てしばらく歩いた所で突然に咳き込み，頭部に搔痒感，ついで全身にひろがり，同時に呼吸困難が出現した．歩道でうずくまって休んでいたが改善せず，驚いた友人が救急車の要請を行った．

救急隊現着時 喘鳴あるも顔色正常で歩道の端に座っており，全身搔痒感は持続しているが呼吸苦は救急隊到着時（15分ほど経過）には改善しており，救急車に収容して医療機関に連絡をとった．

1 救急隊，家族，本人に電話で何を確認？

❶ 救急隊到着時の vital signs ▶意識：清明，血圧：84/54mmHg，脈拍：132/min，不整なし，体温：36.6℃，呼吸数：24/min，Sp_{O2}：94％
❷ 主訴は何か？ ▶全身搔痒感と呼吸困難
❸ いつ始まったか？ ▶昼食後歩行をはじめて突然
❹ 持続時間，増悪／軽快？ ▶搔痒感は持続しているが呼吸困難は改善
❺ 随伴症状はあるか？ ▶なし
❻ 救急隊への指示は何か？ ▶安静にして速やかに搬送

2 救急部到着時の緊急対応は？

① 最初に vital signs をとり，緊急の生命維持，蘇生処置の必要性を判断

意識：清明，血圧：87/55mmHg，脈拍：130/min，体温：36.6℃，Sp_{O2}：97％

蕁麻疹様の発赤が顔面全体に顕著であるが意識清明であり，呼吸困難感はなく，橈骨動脈は早いがよく触知でき，緊急の生命維持ABCは必要ないと判断した．

② 現症，既往歴を聞きながら理学所見をとる

健康で特別な疾患なく，アレルギー歴もない．

顔面紅潮，HEENT（head, ears, eyes, nose, throat）に皮膚症状以外の異常なし．全身に発赤，胸腹部に蕁麻疹様の大きく癒合した膨疹がある．全肺野で喘鳴が聴取できるが，努力性の呼吸はない．腹部に皮膚症状以外の異常所見なし．四肢に膨疹以外の異常なし．

③ 緊急検査をどのように進めるか

輸液ラインを確保する際にスクリーニングの緊急検査を提出する。

緊急血液検査結果：WBC 8,500/μl, RBC 5,740,000/μl, Hb 16.6g/dl, Ht 51.3％, Plt 352,000/μl, total protein 7.2g/dl, albumin 4.2g/dl, BUN 17.7mg/dl, creatinine 0.83mg/dl, Na 142mEq/l, K 4.4mEq/l, Cl 104mEq/l, AST 29IU/l, ALT 13IU/l, total bilirubin 0.5mg/dl, glucose 242mg/dl, CK 105IU/l, amylase 89IU/l, CRP 0.1mg/dl

標準誘導心電図：洞性頻脈

やや血液濃縮を認める以外に特別な異常所見はない。

3 最も考え得る診断は？

▌ アナフィラキシー（食物に起因する）

症状の発現が昼食後の運動に伴い突然に起きていること，救急隊到着時に血圧が低かったこと，全身掻痒感，膨疹，喘鳴がみられることから，既往歴はないが食物によるアナフィラキシーと診断する。

呼吸困難は軽快し，血圧も安定してきているが頻脈である。皮膚症状以外に呼吸循環系の症状が明らかであるので，エピネフリン（epinephrine）投与の適応である。乳酸リンゲル液で輸液を開始（時間200ml）と同時にエピネフリン0.3ml（0.3mg）を筋注する。

4 さらにどのように検査を進めるか？

CBC，緊急生化学検査に加えるに，白血球分画，血中トリプターゼ，補体系蛋白，免疫グロブリンの定量を行う。また，アナフィラキシー（anaphylaxis）か，アナフィラキシー様反応（anaphylactoid reaction）かの鑑別が長期予後のうえから重要となる。

5 治療に対する反応は？

エピネフリン0.3mgの筋注を急ぎ，細胞外液補充液（Lactated Ringer's solution）の急速輸液を行う。本症例では循環動態が頻脈を示すのみで血圧低下が顕著でなかったのでエピネフリンの持続静脈投与は行わずに経過を観察した。頻脈は1時間後には90/min台に落ち着き，顔面／全身の紅潮も省退し，掻痒感も落ち着いた。

6 帰宅，入院，専門診療科へのconsultation？

乳酸リンゲル液1,000mlの輸液に加えるにメチルプレドニソロン（methylprednisolone）250mgの静脈内投与を行い，4時間救急部でベッド安静，vital signsに変化がないこと

を確認後，帰宅許可とした。全身的な症状があった場合は，最低4時間は救急部で状態観察が必要であり，帰宅許可時には将来同様なエピソードが起こりえること，アレルギー専門外来での抗原の同定が必要なこと，可能であればエピペンを携帯することを，よく説明して帰すことが必要である。循環虚脱や呼吸困難が出現した場合は，vital signsの監視下に短期間の入院が必要となる。さらに，循環虚脱，気道浮腫による低酸素症の状態がある時間継続した場合は，ショック後の臓器機能障害の評価と障害を受けた臓器機能の回復を図ることが重要課題となる。特に，心肺停止の状態となり蘇生を行った場合は，中枢神経機能の保持，回復に特別な治療が必要となる。特に十分な時間をおいて経過観察すること（最低限4時間）に留意する。

7 病態生理

最初に抗原に遭遇した時に，遺伝学的に資質をもっているものにあっては特異抗原に対してimmunoglobulin（Ig）Eが形成され，これが好塩基球，肥満細胞に結合する。抗原物質としてよくみられるのは，蜂刺傷による蜂毒，医薬品（抗生物質，造影剤など），食物（ピーナッツなど）などである。免疫学的にprimingされたものが，再度抗原にさらされると好塩基球，肥満細胞に結合しているIgEと抗原が結合し好塩基球，肥満細胞から化学伝達物質の放出が起こる。化学伝達物質としてはLeukotriene C4，prostaglandin D2, histamine, tryptaseなどが同定されており，末梢血管の透過性亢進による蕁麻疹様の発疹，浮腫，気道平滑筋の収縮による喘鳴，血管拡張による循環虚脱，血管壁の透過性亢進による血漿成分の血管外への漏出による血液濃縮と血圧低下が起こる。この反応が皮膚にとどまっている場合は蕁麻疹様の発疹，血管性浮腫のみであり，消化管に起これば嘔吐，下痢，腹痛を起こし，気道系に強く症状が発現すると気管支痙攣，気道狭窄，循環系に起これば低血圧，虚脱が発症する。最重症は気道系の狭窄と循環虚脱である[1]。気道の確保は最重要であり，浮腫が著名になる前に気管挿管を行うことが望ましい。浮腫が著名になってしまった場合は甲状輪状靭帯の穿刺で酸素を送ることにより急場をしのぎ，気管切開が必要となる。

好塩基球，肥満細胞からの化学伝達物質の放出がIgE抗体-抗原の反応を介して起こった場合はアナフィラキシーであり，IgE抗体を介さずに起こった場合をアナフィラキシー様反応と定義するが，臨床症状は区分できない。しかし，アナフィラキシーでは，将来同一抗原にさらされた場合に高率にアナフィラキシーを起こす可能性があり，抗原物質を同定しておくことは予後に関係して重要である。

食物性アナフィラキシーは最も頻度の高いアナフィラキシーである。抗原となる食事

を摂取してから数分以内もしくは数時間の経過で起こる。食事と運動との関連はよく知られており，特別な食物を摂取してから2-4時間後に運動をした場合に起こる。運動をしない場合は特別な食物を摂取しても反応が起こらず，また，その食物を摂取していない場合は，運動をしても反応が起こらない[2]。

診断のポイント

臨床症状により診断する。抗原物質にさらされた後に起こる急激な典型的症状は，蕁麻疹様膨疹，血管性浮腫，気管支痙攣，低血圧である。血中の特異的化学伝達物質を測定しての診断は一般的でない。最も頻繁にみられる皮膚症状は掻痒感を伴った紅斑，蕁麻疹様膨疹，血管性浮腫であり，循環系では血管拡張，末梢血管の透過性亢進，血漿成分の血管外漏出，低血圧，頻脈である。呼吸器系の症状としては気管支痙攣，咳，呼吸困難，消化器系の症状としては嘔気，嘔吐，腹痛，下痢である。

静脈内薬剤投与によるアナフィラキシー525例の症状を解析した結果は以下のように報告されている[3]。

A．最も強く出現した症状での分類

①心血管系の虚脱（410）②気管支痙攣（94）③血管性浮腫（18）④肺水腫（3）

B．出現した症状を網羅した分類

①心血管虚脱（463）②紅斑（236）③気管支痙攣（195）④血管性浮腫（127）⑤発赤（66）⑥蕁麻疹（43）⑦全身性浮腫（37）⑧消化器症状（36）⑨肺水腫（13）

この分析結果はアナフィラキシーの臨床症状をよく示しており，診断において重要である。

特異的IgE抗体の証明は少量の抗原による皮内反応によるが，最初のアナフィラキシー反応が起こってから4-6週間後に行う必要がある（化学伝達物質の枯渇のため）[4]。

鑑別診断

アナフィラキシー，アナフィラキシー様反応の鑑別が重要である。症状発現後6週以後に，予測抗原に対する特異IgE抗体の検出を放射性アレルギー吸着試験（radioallergosorbent test：RAST）により行う。

治療の原則

皮膚症状以上の症状がみられた場合は，たとえ全身症状が軽微であっても躊躇することなくエピネフリン0.3-0.5mgの筋注を行うべきである。エピネフリンは末梢血管抵抗

を上昇させ，冠動脈還流圧を上昇させ，血管性浮腫を軽快させ，adrenoreceptor 2の刺激を介して気管支拡張作用を起こし，細胞内 cyclic adenosine monophosphate の濃度を上昇させることにより好塩基球，肥満細胞からの化学伝達物質の放出を抑制する。皮下投与は有効血中濃度に達するのに時間がかかりすぎるため，筋注が推奨される（最大血中濃度が筋注では8分，皮下中では34分）。投与量は子供で0.01mg/kg，成人で0.3-0.5mgの筋注が原則である[5,6]。

　循環虚脱が起こり血圧測定不能の場合は，太い静脈路を二重外套針で（上肢が望ましい）確保し，乳酸リンゲル液の急速投与を開始すると同時に，サイドポート（三方活栓を回路の途中におく）から希釈エピネフリン液（ボスミン1mlを100mlの生理食塩水に希釈することにより0.01mg/ml，10μg/mlの濃度をえる）を，数μgを5-10分で投与する速度で血圧，脈拍の持続監視下に滴下（もしくはシリンジポンプで持続投与）する。静脈内投与は循環動態の監視下に救急部，集中治療部で行う。β遮断薬を使用中でエピネフリンに対する反応が不良の場合はグルカゴン（glucagon）の静脈内投与が有効である（5-15μg/min）。エピネフリンの副作用としては高血圧，頻脈，不整脈などであるが，希釈したものを循環動態の監視下に投与すること，また，モニタリングが十分にできない場合は筋注することでさけることができる。また，三環系抗鬱薬，モノアミン酸化酵素阻害薬（monoamine oxidase inhibitors）を使用中では，不整脈の頻度が増すので注意が必要である。

　エピネフリンに加えて補助療法として，ヒスタミン受容体拮抗薬（H1，H2受容体拮抗薬）の投与は掻痒感の軽減などに有効である（H1受容体拮抗薬：塩酸ジフェンヒドラミン10〜30mg，皮下/筋注，H2受容体拮抗薬：塩酸ラニチジン50mg静注又はシメチジン200mgを希釈して点滴投与）。ステロイドは確かな証明はないが，プレドニゾロン（prednisolone）1-2mg/kg程度をボーラス投与する。酸素投与は原則として全例に行う。

　予防策は，抗原をさけることが最善であるが，現実問題として困難なことが多い。厚生労働省医薬食品局から出されている医薬品／医療用具等安全性情報第206号（平成16年10月）[7]は，注射用抗生物質製剤などによるショックに対する安全対策について，従来より行われてきた皮内反応はショック／アナフィラキシー様症状を予知することができないことを明記し，これをふまえて重要な基本的注意を以下のように改訂している。

　本剤（注射用抗生物質製剤など）によるショック，アナフィラキシー様症状の発生を確実に予知できる方法がないので，次の処置をとること。
1）事前に既往歴などについて十分な問診を行うこと。なお，抗生物質などによるアレ

ルギー歴は必ず確認すること．
2) 投与に際しては，必ずショックなどに対する救急処置のとれる準備をしておくこと．
3) 投与開始から投与終了後まで，患者を安静の状態に保たせ，十分な観察を行うこと．特に，投与開始直後は注意深く観察すること．

この基本的注意事項は，特異的IgE抗体を持っている可能性のある者に対してその抗原にさらされないように注意すること，これがなによりも重要であり万一それにさらされた場合は十分な観察とショック対策を行うこと，というアナフィラキシーの予防と治療策を示している．

長期治療としては，抗原物質が明らかな場合は免疫療法が有効である[4]．抗原にさらされることの危険性を患者によく教育し，携帯式のエピネフリン注射キットの有効性を認識させることが大切である．

 **知識の整理のための設問**

(1) Anphylaxis，anaphylactoid reactionの相違を説明してください．
(2) EpiPenを説明してください．
(3) Epinephrineの投与基準をあげてください．
(4) Anaphylaxisの臨床症状を頻度の多い順にあげてください．
(5) Anaphylaxisの症状を引き起こすmediatorをあげてください．
(6) 抗生物質を投与する前の皮内反応の有効性を説明してください．

【文　献】

1) Hepner DH, Castells MC. Anaphylaxis during the perioperative period. Anesth Analg 2003 ; 97 : 1381-1395.
2) Sicherer SH. Food allergy. Lancet 2002 ; 360 : 701-710.
3) Levy J, Fisher M. Anaphylaxis. In : Webb AR, Shapiro MJ, Singer M, et al, editor. Oxford Textbook of Critical Care. Oxford : Oxford University Press ; 1999. p. 932-939.
4) Freeman TM. Hypersensitivity to hymenoptera stings. N Engl J Med 2004 ; 351 : 1978-1984.
5) Mclean-Tooke AP, Bethune CA, Fay AC, et al. Adrenaline in the treatment of anaphylaxis: what is the evidence? BMJ 2003 ; 327 : 1332-1335.
6) Sampson HA. Anaphylaxis and emergency treatment. Pediatrics 2003 ; 111 : 1601-1608.
7) 厚生労働省医薬食品局．医薬品／医療用具等安全性情報No. 206, http://www.mhlw.go.jp/houdou/2004/10/h1028-2a.html
8) Austen KF. Allergies, Anaphylaxis, and Systemic Mastocytosis. In : Kasper DL, Braunwald E, Fauci AS, et al, editor. Harrions's Principles of Internal Medicine. New York : McGraw-Hill ; 2005. p. 1947-1956.

知識の整理のための設問の回答

(1) Anaphylaxisは抗原が特異的IgE抗体と結合することにより起こり，anaphylactoid reactionは非特異的に化学伝達物質が放出されることにより起こります。臨床症状からはこの両者は区別できません。アナフィラキシー様反応は補体系の急激な活性化により，C3a，C5aが急激に大量に産生されても起こります（C3aはanaphylatoxinとも称されています）。

(2) メルク社が輸入販売しているエピネフリンの自己注射用製剤です。エピネフリンのアンプルと注射針が内蔵されており，使用時にバネの力で注射針がでて，0.3ml（0.3mg）のエピネフリンを筋注するようにできています。わが国の保険では蜂に対するアナフィラキシーに対してのみ使用が認められていましたが，最近，食物アレルギーに対しても認可されたとの情報があり朗報です。国有林の管理を行っている林野庁の職員は蜂刺傷の機会が多く，また山野での作業で医療機関から遠いという特性のため，EpiPenを提携しております。

(3) アナフィラキシーの症状は皮膚の紅潮にとどまる場合から，気道浮腫，循環虚脱に至るまでさまざまであり，どの症状にまで至ったらエピネフリンを投与すべきか判断に迷うことが多いのは事実です。明確な基準はありませんが，皮膚症状以上のなんらかの症状がみられた場合は躊躇なくエピネフリンの筋注を行うべきです。咳がでる，頻脈である，などの症状がみられたら早めに投与すべきです。

(4) 症例を集めることが困難なこともあり多数例を集計したデータは少ないですが，文献3は525症例を分析したものであり参照していただきたいものです。出現した症状を網羅した分類では，①心血管虚脱（463）②紅斑（236）③気管支痙攣（195）④血管性浮腫（127）⑤発赤（66）⑥蕁麻疹（43）⑦全身性浮腫（37）⑧消化器症状（36）⑨肺水腫（13）です。

(5) IgE-抗原により活性化された肥満細胞，好塩基球からは多くのmediatorsが放出されます[8]。

  Lipid mediators：LTB4, LTC4, PAF, PGD2

  Secretory granule preformed mediators: histamine, proteoglycans, tryptase and chymase, carboxypeptidase A

  Cytokines：IL-3, IL-4, IL-5, IL-6, GM-CSF, IL-13, IL-1, INF-gamma, TNF-alpha

(6) 微量の抗原物質の皮内投与では予知できないこと，場合によるとアナフィラキシ

ー反応を引き起こすことから，2004年の厚生労働省医薬食品局．医薬品／医療用具等安全性情報 No.206で公式にその有効性が否定されました。事前に十分に既往歴を聴取することと，投与後に十分に観察することが重要です。

（今井　孝祐）

CASE 2

50歳の女性
喉が痛くてつばも飲み込めず涎がでてしまう

3日前より喉が痛くて市販の薬を飲んでいたが，今日になって唾液も飲み込めず，夕方になり我慢できなくなり勤務先の上司より電話で相談があった．

1 救急隊，家族，本人に電話で何を確認？

❶ 主訴は何か？ ▶喉の痛み
❷ いつ始まったか ▶3日前
❸ 持続時間，増悪／軽快？ ▶3日前に始まり徐々に増悪
❹ 随伴症状はあるか？ ▶発熱し，唾液も飲み込めなくなった（流涎）
❺ 指示は何か？ ▶救急車をよばなくてもよいが，勤務先の同僚の付き添いのもとただちに救急部を受診すること

2 救急部到着時の緊急対応は？

① 最初に vital signs をとり，緊急の生命維持，蘇生処置の必要性を判断

意識：清明，血圧：137/79mmHg，脈拍：118/min，体温：37.1℃，呼吸数：18/min，Sp$_{O2}$：97％

呼吸苦はなく，吸気時の鎖骨上の陥凹もみられないため，緊急の気道確保は可能性を想定しておくのみでよいと判断した．

② 現症，既往歴を聞きながら理学所見をとる

3日前より咽喉頭痛があり，2日前には38℃の発熱があったが市販の風邪薬を服用しながら仕事をしていた．昨日からは食事がとりにくくなり，本日になりしだいに唾液を飲み込むのも苦痛になり涎がでてしまうため，電話で救急部に相談のうえ受診した．約10年前に血糖値が高いと検診で指摘され，友人の血糖測定キットを借りてたまに測定してみると200mg/dlほどの値を示すことがあったが，甘いものを控える程度で特に治療を受けたことはない．

市販の解熱感冒薬内服のためか37.1℃程度の発熱であり，喉の強い痛みを訴え声もかすれているが呼吸苦は特にない．咽頭は発赤顕著であり，両側の扁桃が発赤腫脹し，特に左側扁桃下極から舌根部にかけて白苔が散在していた．喉頭蓋は直視できなかった．

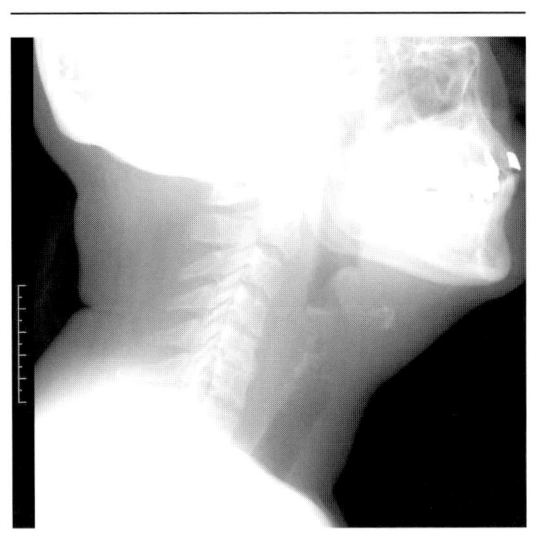

図1　頸部側面X線写真

　頸部は柔らかく硬直を認めなかったが，左前頸部に圧痛が認められ，両側顎下部，側頸部のリンパ節が触知できた。胸・腹部の理学所見に著変なく，四肢に浮腫を認めなかった。神経学的にも著変を認めない。

③ **緊急検査をどのように進めるか**

　上気道閉塞の可能性を想定して，静脈路確保と同時に緊急血液検査を行う。

　緊急血液検査結果：WBC 10,100/μl, RBC 4,560,000/μl, Hb 12.8g/dl, Ht 37.9％, Plt 181,000/μl, total protein 8.2g/dl, albumin 3.4g/dl, BUN 22.9mg/dl, creatinine 0.42mg/dl, Na 134mEq/l, K 4.1mEq/l, Cl 97mEq/l, Ca 10.0mg/l, AST 11IU/l, ALT 15IU/l, total bilirubin 1.0mg/dl, glucose 246mg/dl, amylase 29IU/l, CRP 24.6mg/dl

　頸部側面X線撮影：図1に示す。

　胸部X線撮影：特別な異常所見なし。

　喉頭ファイバースコープによる上気道の検索：耳鼻咽喉科をconsultation

3　最も考え得る診断は？

！急性喉頭蓋炎

　口蓋扁桃の炎症所見が顕著であること，しかも唾液を飲み込めず流涎がみられることから急性喉頭蓋炎を起こしており，急性気道閉塞の危険が切迫していることを想定しなければならない。

4 さらにどのように検査を進めるか？

耳鼻科に依頼して喉頭ファイバスコープで喉頭蓋，声門を直視下に検索し，炎症の波及程度，気道閉塞の危険性を検索する。口蓋扁桃から培養検体をとり起炎菌の同定を行う。本症例では炎症の増悪因子として糖尿病が明らかであるので，その程度と長期治療対策をとる。

5 帰宅，入院，専門診療科への consultation？

嗄声，咽喉頭痛の訴えは一般的であり，抗生物質，解熱薬の投与で帰宅許可が一般的である。しかし，喉頭蓋炎に進展している場合は急性気道閉塞の危険が切迫しており，気管挿管，気管切開の用意をして耳鼻科の consultation が必要である。本症例は救急部での耳鼻科医による喉頭ファイバースコープ検査で，喉頭蓋の浮腫，発赤が顕著なことが確認され（図2），抗生物質〔アンピシリンナトリウム・スルバクタムナトリウム（ABPC/SBT： ampicillin sodium/sulbactam sodium）6g/day，クリンダマイシン（clindamycin phosphate）1,200mg/day〕，ステロイド〔ヒドロコルチゾン（hydrocortisone semicuccinate）500mg，ボーラス（bolus），followed 200mg/day〕の投与が開始となった。気道閉塞の危険の監視のため緊急入院となり，気道閉塞の起きた場合の緊急処置が用意された。本症例は，抗生物質と十分な輸液療法により喉頭蓋炎は数日の経過で気管切開に至らずに軽快した。しかし，糖尿病（来院時血糖値246mg/dl，HbA1c 12.1%）

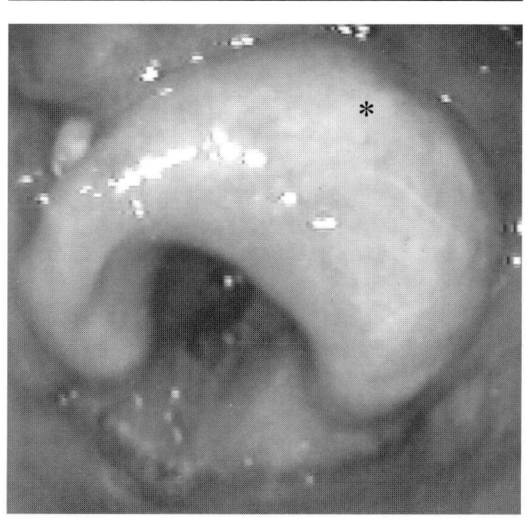

図2　喉頭蓋炎の所見
＊発赤・腫脹した喉頭蓋

のコントロールのために計約1ヶ月の入院を必要とした。

6 病態生理

インフルエンザ菌（*Haemophilus influenza*），A群連鎖球菌（*Group A Streptococcus*）が最も頻繁に診られる起炎菌である[1]。小児ではインフルエンザ菌が最多の起炎菌であったが，ワクチンの普及後は減少している（欧米）。咽喉頭炎にどのような要因が加わると喉頭蓋炎に進展するかは不明である。

診断のポイント

咽喉頭痛はありふれた症状であるが，ふくみ声，流涎（drooling）が診られた場合は喉頭蓋炎を起こしている危険が高く，気道閉塞の危険を考慮して気管挿管の用意をして耳鼻咽喉科を緊急コールする必要がある。頸部側面X線写真で喉頭蓋と第4頸椎椎体の幅の比率が0.33以下が正常であり，これを超えている場合は喉頭蓋炎の可能性を考慮する[2]（図1）。

鑑別診断

上気道感染症（upper respiratory tract infection：URTI）は，最も頻繁にみられる疾患であるが，その原因は細菌感染，もしくはウイルス感染により起こり，何を基準に抗生物質の投与を行うかは迷う所である。頻度の高いA群連鎖球菌感染は咽頭痛の10-20％と報告されており，適応のない抗生物質投与が相当数行われている可能性がある[3]。トロントのグループは，抗生物質投与基準をスコア化しており（表1-A，B）[3]，日常診療上よい参照となる。

治療の原則

気道閉塞による死亡を防ぐことが最重要である。気管挿管もしくは気管切開の適応をどこにおくかは明確な基準はないが，Mayo-SmithらはRhode Islandという一定地域での長年の観察結果の解析から，以下を提唱している[4]。

1）呼吸困難，急性気道閉塞症状が認められる場合は，躊躇することなく気管挿管（もしくは気管切開）を行う。

2）気道機能が障害されている徴候が認められる場合は，気道確保を行うべきである。この中には，①座位でも呼吸苦がある，②喘鳴，③流涎 が含まれる。

3）呼吸苦がなく，喘鳴，流涎もなく軽度の喉頭蓋の腫脹が認められる場合は，気管

表1-A 咽頭痛スコア

項目	得点
体温＞38℃	1
咳がないこと	1
前頸部のリンパ腺の腫脹と疼痛	1
扁桃腺の腫脹と滲出	1
年齢 3-14歳	1
年齢 15-44歳	0
年齢 ＞/＝45歳	－1

咽頭痛スコア

表1-B 咽頭痛スコアによる抗生物質投与の適応基準

咽頭痛スコア	連鎖球菌感染の危険率	対処法
0	2-3	培養も抗生物質も必要なし
1	4-6	
2	10-12	咽頭培養を行い，培養結果が
3	27-28	陽性の場合のみ抗生物質投与
4	38-63	咽頭培養，ペニシリンの投与 ペニシリンアレルギーの場合 エリスロマイシンの投与

(McIsaac WJ, White D, Tannenbaum D, et al. A clinical score to reduce unnecessary antibiotic use in patients with sore throat. Can Med Assoc J 1998 ; 158 : 75-83.より引用[3])

挿管を行うことなく経過観察を行う。

　グルココルチコイドの投与は，抗炎症効果を期待してのことであるが，本症に対する有効性は確立していない。しかし，これを急性期に投与する臨床医は多く，本症例でも短期間の投与を行った。

　抗生物質の投与は beta-lactam/beta-lactamase inhibitor combination （ampicillin/sulbactam）の投与が原則である。第二，三世代のセファロスポリンも有効である。起炎菌の種類からみてクリンダマイシン（clindamycin）も有効であるが，耐性菌ができやすいことから beta-lactams にアレルギーのものに対しての使用に限定する場合が多い。これら抗生物質の投与を7-10日間行う[5]。

耳鼻咽喉科／頭頸部外科専門医からのアドバイス

　急性喉頭蓋炎では，咽頭に強い炎症所見が認められないことから，外来からそのまま帰宅させてしまう場合もあり，危険な疾患である。症例によっては時間単位で急激に呼吸困難が進行して，適切な処置が行われないと窒息することもある。自覚症状には，高熱，含み声，咽頭の所見が軽度な割には強い咽頭痛，嚥下痛，流涎，呼吸困難などがある。含み声や喋りにくさ，嚥下困難，呼吸困難を訴える患者が救急外来へ来院した時には耳鼻咽喉科医へのコンサルトが望ましい。喉頭ファイバーで喉頭蓋の発赤・腫脹が認められると診断可能である。急激に症状が進行する場合は，気管挿管（喉頭蓋の腫脹が著しい場合は，かえって操作を加えることでさらに腫脹を増悪させて窒息を招く場合もある）や緊急気管切開などの処置を要する。

　　　　　　　　　　　　　　　　　　　　　　　　　　　　　　　（石原　明子）

知識の整理のための設問

(1) 咽喉頭痛の患者で連鎖球菌（*Streptococcus*）感染を疑い，抗生物質投与を行う基準をあげてください。

(2) 喉頭蓋炎を疑わせる臨床症状をあげてください。

(3) 喉頭蓋炎に対する標準的な抗生物質投与をあげてください。

(4) 喉頭蓋炎により気道閉塞が起きた場合の緊急対処法で正しいものを選んでください。
　　Ambu-bag-maskによる人工呼吸，ラリンジアルマスクエアウエイ（Laryngel mask airway）の挿入，迅速導入による経口気管挿管，輪状甲状靭帯の穿刺もしくは切開

【文　献】

1) Bisno AL. Acute pharyngitis. N Engl J Med 2001 ; 344 : 205-211.
2) Ramadan HH, Solh AE. An update on otolaryngology in critical care. Am J Respir Crit Care Med 2004 ; 169 : 1273-1277.
3) McIsaac WJ, White D, Tannenbaum D, et al. A clinical score to reduce unnecessary antibiotic use in patients with sore throat. Can Med Assoc J 1998 ; 158 : 75-83.
4) Mayo-Smith MF, Spinale JW, Donskey CJ, et al. Acute epiglottitis An 18-year experience in Rhode Island. CHEST 1995 ; 108 : 1640-1647.
5) Rubin MA, Gonzales R, Sande MA. Infections of the upper respiratory tract. In : Kasper DL,

Braunwald E, Fauci AS, et al, editor. Hrrison's Principles of Internal Medicine (16th ed.). New York : McGraw-Hill ; 2005. p. 185-193.

 知識の整理のための設問の回答

（1）咽喉頭痛に対してはすぐに抗生物質を処方しがちですが，トロント大学のグループは投与基準をスコア化しています（**表1-A，B**）。日常診療上参考になることが多いと思います。

（2）強い咽喉頭痛，嗄声，これに流涎が加わると疑いがきわめて濃厚です。突然の気道閉塞を予防するのがなにより大切ですので，この症状がそろったら簡単に帰宅させずに耳鼻咽喉科医のconsultationを求めるべきと思います。

（3）アンピシリン/スルバクタム（ampicillin/sulbactam）の合剤の投与が基本です。ペニシリンアレルギーが疑われる場合は，エリスロマイシン系統の薬物に変更します。また，第二，三世代セファロスポリンも有効です。

（4）気管の入り口の浮腫，狭窄で呼吸困難が起こるので，Ambu-bagによる換気，Laryngeal mask airwayの挿入は症状の悪化を招くのみで効果がありません。時間的に多少余裕がある場合は，純酸素吸入で酸素化してから静脈麻酔薬，筋弛緩薬（succinylcholine chloride が特に禁忌がない限り最も効果発現が早い）を連続してすばやく投与し，筋弛緩効果が得られた所ですばやく経口気管挿管を行います（この操作は習熟したものが行う必要があります）。意識下気管挿管は，喉頭に炎症があることから推奨できません。胃内容物の存在が疑われる場合は，筋弛緩薬の効果が出るまで輪状軟骨を圧迫するSellick's maneuverを適応します。時間的余裕のない場合は，輪状甲状靭帯の穿刺，切開が推奨されます。

（今井　孝祐，石原　明子）

CASE 3

70歳の男性
ダンス教室中に突然に座り込み返事をしなくなった

ダンス教室に通っている男性，元気に練習をしていたが14時45分突然に気分不快を訴えて座り込んでしまった．その後何を質問しても大丈夫と答えるのみで，発汗大量，水をコップ3杯飲み，大声でわめくようになり，15時40分に救急車をダンス教室の同僚が要請，16時45分に救急部に搬送されてきた．

1 救急隊，家族，本人に電話で何を確認？

❶ 救急隊到着時の vital signs ▶意識：100，血圧：180/90mmHg，脈拍：95/min，体温：体動のため測定不能，呼吸数：22/min，Sp_{O_2}：97％

❷ 主訴は何か？ ▶意識障害，何を質問してもこたえられない

❸ いつ始まったか？ ▶14時45分ごろ突然に

❹ 持続時間，増悪／軽快？ ▶2時間経過して増悪

❺ 随伴症状はあるか？ ▶大量の発汗

❻ 救急隊への指示は何か？ ▶速やかに搬送

2 救急部到着時の緊急対応は？

① 最初に vital signs をとり，緊急の生命維持，蘇生処置の必要性を判断

意識：100，血圧：186/95mmHg，脈拍：83/min，呼吸数：20/min，Sp_{O_2}：95％

気道閉塞の徴候はなく，動脈血酸素飽和度も良好，循環動態は安定しており，Ambu bagによるマスク換気補助の用意をして，静脈路の確保を行う．

② 現症，既往歴を聞きながら理学所見をとる

ダンス教室の同僚からは特別な情報を得ることができず，判明した住所に連絡をとるが応答なく，有効な情報を得られなかった．

意識レベル100．瞳孔に左右差なく，対光反射迅速であるが，左への共同偏視がある．四肢を動かして麻痺はない．HEENT (head, ears, eyes, nose, throat) に異常所見なく，頸部も柔らかい．胸，腹部に異常所見なく，四肢の腱反射に左右差なく，病的反射は認めない．

③ 緊急検査をどのように進めるか

静脈路確保と同時に緊急血液検査を行う．理学所見からは中枢神経系の局所異常を示

す所見はなく，血液検査結果を急ぐと同時に気道確保の用意をして緊急頭部CT検査を行う．

緊急血液検査結果：WBC 12,100/μl, RBC 5,840,000/μl, Hb 16.7g/dl, Ht 55.0％, Plt 210,000/μl, total protein 7.2g/dl, albumin 4g/dl, BUN 29.2mg/dl, creatinine 0.99mg/dl, Na 142mEq/l, K 3.1mEq/l, Cl 102mEq/l, Ca 9.1g/l, AST 33IU/l, ALT 35IU/l, total bilirubin 0.6mg/dl, glucose 37mg/dl, CRP 0.1mg/dl

頭部CT検査では出血などの粗大病変を認めず，緊急検査室から低血糖の緊急コールがある．発汗が著名であったことは交感神経系の興奮を示すものであり，低血糖発作と合致する．ほかに局所症状ないことから，50％ブドウ糖20mlの静注を行い反応をみて，さらに必要な検査を追加していくこととする．

3 最も考え得る診断は？

低血糖発作

突然に起こった異常行動（意識障害）が徐々に増悪し，身寄りがなくて既往歴が不明であったため最初に頭蓋内出血などの生命予後に直結する病態の除外を考えて頭部CT撮影を優先した．緊急検査室からの緊急通報により血糖値が37mg/dlと危険域であることが判明した．

4 さらにどのように検査を進めるか？

古典的なWhipple's triadは①低血糖の臨床症状があること，②血糖値が低いこと，③血糖値を上昇させることにより症状が改善すること，であり合致するが，意識レベルの低下が遷延していたこと，50％ブドウ糖投与によっても意識レベルが清明へと回復しないこと，既往歴が不明であったことより，脳出血，梗塞の除外，および低血糖による臓器障害の有無の観察が必要である．緊急MRIにより中枢神経系の精査を行う．HbA_{1C}, C-peptideの測定を行う．

5 治療に対する反応は？

血糖値が37mg/dlと判明して50％糖20mlを緩徐に静注，呼名で開眼ができるようになるが氏名は言えず，指示動作に対する反応も不十分であり意識レベルはJCS10であった．この時点で血糖値は86mg/dlと改善を示していた．さらに50％ブドウ糖20mlを投与して経鼻エアウェイを挿入して（エアウェイを苦にしなかった）気道確保を行ったうえで頭部MRI撮影を行った．糖投与により意識レベルは改善したが，意識清明となる

には約 24 時間を必要とした。

6 帰宅，入院，専門診療科への consultation ?

　徐々に得られた患者に関する情報では，一人暮らしで身寄りがないこと，某大学附属病院にて糖尿病のコントロールを受けていること（12年来），当日は朝食にパンを一枚食べたが昼食はとっておらず，インシュリンは適当に量を減らしてうっているとのことであった。ダンスに行ったことまでは覚えているが，その他のことは全く記憶がなかった。今までに低血糖発作は経験していない。CT，MRI 検査により頭蓋内の出血，梗塞は否定できたが，低血糖発作による中枢神経系の障害，糖尿病のコントロールの必要性，近くに身寄りがないこと，これらの理由により内分泌内科の consultation を求め，入院となった。

　入院後の経過は HbA1c の測定を行う前に自主退院をしてしまい，今までの血糖コントロールの詳細なデータは不明であった。朝食前にノボリン R 注フレックスペン 12U，昼食前に同 6U，夕食前にペンフィル 30R 12U の皮下注でようすをみて，かかりつけ医を至急受診することを条件に 4 日間の入院で自主退院していった。

7 病態生理

　低血糖発作は特別な場合（insulinoma など）を除いて医原的なものであり，ほとんどは糖尿病の治療中に起こる。糖尿病では，高血糖による血管系の障害を防ぐために血糖値を生涯にわたり正常範囲に維持することが必要となる。その治療法は各施設，個人により必ずしも一定していないが，厳密なコントロールを行えば行うほど，低血糖発作の危険性も増加してくる。血糖値は脳の ventromedian hypothalamic nuclei でモニターされており，約 75mg/dl（4.2mmol/l）まで下がると交感神経系の反応が惹起される[1]。血糖値の低下に伴いグルカゴン，エピネフリンの分泌増加により，低血糖に対する拮抗反応（counterregulation）が起こる。インシュリンの分泌低下とこれらの拮抗反応により血糖値は厳密に狭い範囲に維持される。糖尿病患者で低血糖発作が起こるのは，単にインシュリンの投与が不適切（過量投与，食事摂取不足）であるだけではなく，低血糖に対する中枢神経系の反応が十分でなく，自身で防御処置（糖の摂取）をとれないことが原因である（低血糖認識能低下：hypoglycemia unawareness）。糖は血液中から脳の血管内皮細胞で Glut 1 により細胞内に取り込まれるが，低血糖にさらされると脳血管内皮細胞の Glut 1 が過剰に発現し，低血糖でも糖を十分に取り込んで脳機能を維持するために，低血糖に対する拮抗反応が起こらなくなる[1]。しかし，一定の限界を超え

て血糖値が低下するとこの代償機転の範囲を超えるために，急激に中枢神経系の機能低下を起こしてしまう（neuroglycopenia）．厳密に血糖のコントロールを行っている場合，低血糖に気づかずに過ごしてしまう機会が増加し，その結果として低血糖時の脳での糖取り込みが増加して，低血糖認識能低下の原因となる[1]．医原的低血糖は，治療に用いるインシュリンと低血糖に対する生理的防御機転の低下による動的な相関による[1,2]．

　本症例では，異常行動をとると同時に多量の発汗が認められており，低血糖に対する交感神経系の興奮，防御機転が働いていたものと想定される．これに対して，患者の自覚の欠除から運動を続けるのみで糖の摂取を行わなかったために中枢神経系の糖欠乏症状へと進展したものと推定される．日常の正確な血糖コントロールは不明であったがおそらくコントロール不良が想定され，そのためインシュリンを使用してはいるが低血糖状態にさらされていないために拮抗反応が働いたものと考えられた．

診断のポイント

　低血糖（一般的には 2.5-2.8mmol/l 以下，45-50mg/dl 以下[3]）を確認することが確定診断となるが，これを疑うことが大切である．

　低血糖の症状は中枢神経系の糖欠乏による症状と低血糖により引き起こされる自律神経系の反応に大別される．前者（neuroglycopenia）は，行動異常，昏迷，虚脱，痙攣，意識消失であり，後者（拮抗反応：counterregulation）は動悸，振戦，不安，発汗，飢餓感，感覚異常である[4]．Whipple's triad を満たさなければならない．

鑑別診断

　糖尿病の治療歴が判明していれば意識状態の変動に対して低血糖を早く疑うが，既往歴が不明で情報が得られない場合は，"AIUEO TIPS" により除外していく（Case 5 の項で詳述）．本症例では，血液採血をして緊急検査を提出する際に，注射器に残っている血液を使用して簡易血糖検査装置で血糖値を確認することを怠ったために，診断が遅れて糖投与までに救急部来院後 1 時間経過してしまった．

治療の原則

　意識レベルの低下している低血糖患者に対しては，50％ブドウ糖 50ml を 3-5 分かけて静注する[4]．その後は 5-10％ブドウ糖液の点滴投与を行いながら低血糖を来した原因の検索を進める．低血糖発作に対する糖投与はあくまでも緊急対処であり，綿密な血糖コントロール計画と教育を内分泌内科にゆだねる．

知識の整理のための設問

(1) Whipple's triad をあげてください。
(2) 通常，血糖値がどこまで低下すると交感神経系の反応が起こりますか。また，どのような症状を示しますか。
(3) hypoglycemia unawareness とはなんでしょうか。また，それが起こる機序を説明してください。
(4) neuroglycopenic syndrome とはなんでしょうか。またどのような反応でしょうか。

【文　献】

1) Boyle PJ, Kempers SF, O'connor AM, et al. Brain glucose uptake and unawareness of hypoglycemia in patients with insulin-dependent diabetes mellitus. N Engl J Med 1995 ; 333 : 1726-1731.
2) Cryer PE. Diverse causes of hypoglycemia-associated autonomic failure in diabetes. N Engl J Med 2004 ; 350 : 2272-2279.
3) Cryer PE. Hypoglycemia. In : Kasper DL, Braunwald E, Fauci AS, et al, editor. Harrison's Principles of Internal Medicine. New York : McGrau-Hill ; 2005. p. 2180-2185.
4) Mordes JP, Thompson MJ, Rossini AA. Hypoglycemia. In : Irwin RS, Rippe JM, editor Intensive Care Medicine. Fifth ed. Philadelphia : Lippincott Willams & Wilins ; 2003. p. 1194-1205.

知識の整理のための設問の回答

(1) 1. 低血糖の臨床症状があること。
   2. 血糖値が低いこと。
   3. 血糖値を上昇させることにより症状が改善すること。
(2) 血糖値が75mg/dl以下になると交感神経系の興奮が起こります。頻脈，振戦，不安感，発汗，飢餓感，異常感覚，などの症状です。
(3) 低血糖を繰り返していると脳血管内皮細胞に糖の運搬体であるGlut 1が過剰に発現して，血糖値が低下していても血液から糖を取り込むことにより脳機能を維持するために低血糖に対するグルカゴン，エピネフリンの分泌が起こらず，低血糖を認識できない状態をさします。このために，限界を超えて血糖値が低下した場合になんのwarning signもなく意識喪失などの中枢神経系症状に急激に至ってしまい，糖，食物の摂取という防御反応がとれない状態となります。文献1は，この概念を立証した

臨床研究であり，また，文献2は最近の知見を概観した総説です。参照してください。
(4) 中枢神経系の代謝は糖に依存しているため，中枢神経系の糖濃度が低下すると機能低下を来し，行動異常，昏迷，虚脱，痙攣，意識消失，などの症状を示すようになり，これをさします。

(今井　孝祐)

ヘモグロビンレベルはどの程度に保つべきか？

　ヘモグロビン1gは1.34ml（理論的には1.39ml）の酸素と結合する能力をもっており，酸素との結合・解離様式は酸素分圧によりsigmoid形態をなすことは生理学の最初のページに記載されている重要な事項である。このヘモグロビンの特異的な高い酸素結合能と解離形態により，組織への酸素供給は効率的になされている。一方，重症病態・特に敗血症では血中乳酸値の上昇が顕著であり，組織低酸素症が臓器不全進展の原因と推定され，血液ヘモグロビン濃度を上昇させる，あるいは心拍出量を増加させて酸素供給量を増加させることにより，敗血症からの生存率が改善するのではとの期待，少なくとも悪いことはないであろうと研究者は考え，1980-1990年代に多くの研究がなされた。しかし，randomized controlled studyでは予測に反して，酸素供給を増加させた群で生存率が改善しないばかりか，むしろ悪化するとの予測に反する結果であった[1]。それでは，酸素供給において最も中心的な役割を担うヘモグロビンはどの程度のレベルに保つのがよいのであろうか。

　集中治療部で治療を受ける多くの患者のヘモグロビン値は低い。多くの臨床医は経験的に10g/dlをめどに，これよりも下がるようであると輸血を考慮したのが現実であった。それは，10g/dlを維持できていれば酸素運搬能は正常値の15g/dlの時の2/3に減少するが，心拍出量の増加，酸素摂取率の増加（混合静脈血のヘモグロビン酸素飽和度は75％であり，動脈血の正常酸素飽和度が97％であることを考えると，酸素摂取率はたかだか22％である）で何の障害もないであろうと経験的に考えてきた。予期しない出血でヘモグロビンが緊急に下がることがあっても，10g/dl前後が保たれていれば，輸血を用意する間くらいは十分に対処できる余裕があると考えていた。輸血をためらう理由は，生体にとってそもそも異物である輸血が，それを投与した時に患者の免疫能に何も影響を与えないと考える方がむしろおかしいからである[2]。血液型が異なるような場合は論外であるが，そのような急性，かつ重篤な影響さえなければよいとはいえない。少なくとも，われわれが現在すぐに判断できる意味での眼に見える悪影響はない，ということ程度である。これを厳密に追求するには，同じ程度の重症度の患者で輸血を行った群と，行わなかった群で比較して長期予後をみればある程度の予測が得られるはずである。このような観点から，Canadian Critical Care Trials Groupは集中治療部で治療を受ける重症患者をrestrictive transfusion strategy（Hbが7g/dlをきった場合にはじめて輸血を行いHbを7-9g/dlに保つ）と，liberal transfusion strategy（Hbが10g/dlをきったら輸血を行ってHbを10-12g/dlに保つ）の2群に分けて比較を行った。両群の患者の分布は均一であり，よく計画された研究であり，かつその結果は衝撃的であった[3]。30，60日後の死亡率では両群の間に有意差がなかったが，院内死亡率では輸血を制限した群で死亡率が有意に低下（22.2％vs 28.1％，P＜0.05）し，年齢が55歳以下と入

院時の APACHE II スコアが 20 以下では，輸血を制限した群が有意に（P＜0.02）30 日後の生存率が良かったのである．Hb レベルが 7-9g/dl はそれ以上の群よりも生理学的によい状態にあるとは考え難く，輸血の悪影響がより輸血を多用した群に現れたと考えるのが論理的である．それでは，輸血を受けた群ではどのような原因で死亡率が上昇したのか，その原因を追及していけば悪影響を解明できる可能性がある．しかし，Herbert ら[3]のカナダグループの報告ではこの点は明確でなく，将来の検討を待たなければならない．確かなことは，われわれが従来考えていたよりも低い Hb レベルを許容した方が，輸血による悪影響を受け入れるよりも患者にとって利益が大きいといえることである．多くのガイドラインは，リスク因子がない場合でのヘモグロビンレベル 6.0-8.0g/dl の許容を提唱している[4]．

　ヘモグロビン低下のリスクとして最も大きいものは心筋梗塞をはじめとする心臓のポンプ失調であろう．貧血に対する最大の生体のホメオスターシスは心拍出量を増やすことである．心筋梗塞ではこの自己調節が十分に働かなくなる．Wu ら[5]は後向きに高齢者（65 歳以上）の心筋梗塞患者でヘモグロビンレベルと生存率の関係を調べた．その結果は入院時のヘマトクリット値が低いほど 30 日後の生存率が低く，また入院時のヘマトクリットが 33％以下であったものでは，輸血をした群の方が 30 日後の生存率が有意に高いという結果であった．少なくとも高齢者の心筋梗塞患者にあっては，ヘマトクリットを 33％以上に保っておいた方が予後がよいとの結果である．心機能が障害されている患者では，輸血による悪影響よりも輸血による酸素運搬能増加の利益の方が大きいと結論できる．心筋は酸素摂取率の特異的に高い臓器（50％以上）であり，冠循環では正常状態でも最大限に酸素を摂取していることを考えると，冠循環が傷害され貧血があれば影響が大きいことが当然予測される．これらの研究は，病態による輸血の適応，より抗原性の少ない人口酸素運搬体の開発，輸血により免疫能はなにがどのように影響を受けるのかの解析，将来の研究課題を示唆していると考える．

【文　献】

1) Gattinoni L, Brazz L, Pelosi P, et al. A trial of goal-oriented hemodynamic therapy in critically ill patients. N Engl J Med 1995 ; 333 : 1025-1032.
2) Vamvakas EC, Blajchman MA. Deleterious clinical effects of transfusion-associated immunomodulation : fact or fiction? Blood 2001 ; 97 : 1180-1195.
3) Hebert PC, Wells G, Blajchman MA, et al. A multicenter, randomized, controlled clinical trial of transfusion requirements in critical care. N Engl J Med 1999 ; 340 : 409-417.
4) Goodnough LT, Bach RG. Anemia, transfusion, and mortality. N Engl J Med 2001 ; 345 : 1272-1274.
5) Wu WC, Rathore SS, Wang Y, et al. Blood transfusion in elderly patients with acute myocardial infarction. N Engl J Med 2001 ; 345 : 1230-1236.

（今井　孝祐）

80歳の男性
自宅で転倒後右下肢痛，意識も徐々に低下してきた

自宅のトイレから出た所で転倒し，うずくまって動けずにいるところを17時ごろに妻に発見された．意識清明であり経過観察をしていたが右下肢痛で体動できず意識レベルも低下（呼びかけないと寝てしまう）してきたため，22時30分救急車の要請となり，23時30分に救急部に搬送されてきた（初診）．

救急隊現着時 廊下に仰臥位で寝ており，同年代の妻が付き添っていた．

1 救急隊，家族，本人に電話で何を確認？

❶ 救急隊到着時の vital signs ▶意識：10，血圧：130/70mmHg，脈拍：102/min，不整なし，体温：36.0℃，呼吸数：20/min，Sp_{O2}：90％（安定せず）
❷ 主訴は何か？▶右下肢痛
❸ いつ始まったか？▶転倒して突然に
❹ 持続時間，増悪／軽快？▶転倒してから動けず，5時間半経過して増悪
❺ 随伴症状はあるか？▶尿便失禁，意識レベル低下
❻ 救急隊への指示は何か？▶患肢を固定して速やかに搬送

2 救急部到着時の緊急対応は？

① **最初に vital signs をとり，緊急の生命維持，蘇生処置の必要性を判断**

意識：10，血圧135/45mmHg，脈拍95/min，体温36.8℃，Sp_{O2} 86％

血圧は保たれているが四肢冷感があり，Sp_{O2}不安定で信号検出不良，爪色不良で循環不全を示唆する所見であり，細胞外液の急速補充が必要と判断される．

② **現症，既往歴を聞きながら理学所見をとる**

数ヶ月前より尿失禁を認めるようになったが，自宅内で自力歩行可能であり，会話も正常にできていた．特別な疾患は経験しておらず，かかりつけ医もいない．1週間前より食欲低下があり，事故日は朝から食事が全く取れていなかった．

HEENT（head, ears, eyes, nose, throat）に特別な異常なし．項部硬直なし．胸腹部に異常を認めない．右大腿部の腫脹と疼痛が顕著．右下肢を除いて四肢の運動，感覚に異常なし．右下腿，足の循環障害，知覚異常はない．

③ 緊急検査をどのように進めるか

　輸液ラインを確保する際にスクリーニングの緊急検査を提出する。輸液を開始すると同時にECGをとり，頭部CT検査，胸腹骨盤のX線写真のオーダーをだす。CBCで白血球増加（WBC：12,300/μl）を認めるが貧血は顕著でない（Hb：11.6g/dl，Ht：35.9％）。緊急検査で検出できる酵素系が一様に軽度から中等度上昇し，代謝性アシドーシスが顕著である（表1）。日常のヘモグロビンレベルが不明であるが，大腿骨頸部骨折を起こした80歳の高齢者にしてはヘモグロビン値が高く，出血に対する代償的血液希釈が不十分な印象を受ける。代謝性アシドーシスと一様に酵素系の上昇がみられること，80歳で安静にしているにもかかわらず95/minと頻脈であることは，循環不全を示唆している。

表1　症例の救急部来室後の経時的緊急検査データ

救急部来室後の時間	0hours	2hours	4hours	6hours
WBC（×1,000/μl）	12.3	11.6	12.0	12.8
RBC（×10,000/μl）	372	364	322	318
Hb（g/dl）	11.6	11.1	10.0	9.9
Ht（％）	35.9	35.9	31.5	31.4
Plt（×10,000/μl）	23.5	21.9	20.9	20.4
Total protein（g/dl）	6.4	6.3	5.2	5.4
Albumin（g/dl）	3.3	3.2	2.7	2.7
BUN（g/dl）	39.1	43.4	42.5	46.6
Creatinine（mg/dl）	1.62	2.04	1.82	2.15
Na（mEq/l）	134	137	140	145
K（mEq/l）	5.5	5.7	5.0	5.7
Cl（mEq/l）	98	96	98	95
AST（IU/l）	94	540	907	2,085
ALT（IU/l）	60	417	684	1,523
Total bilirubin（mg/dl）	2.1	2.1	1.7	1.9
Glucose（mg/dl）	86	89	137	140
CK（IU/l）	392	500	477	832
Amylase（IU/l）	261		1,471	1,765
CRP（mg/dl）	0.6	0.6	0.6	0.7
pH	7.294	7.080	7.171	7.140
Pa_{CO_2}（mmHg）	37	44.1	48.3	53.1
Pa_{O_2}（mmHg）	187	247	122.0	92.8
Base excess（mEq/l）	－8.0	－16.7	－10.7	－11.1

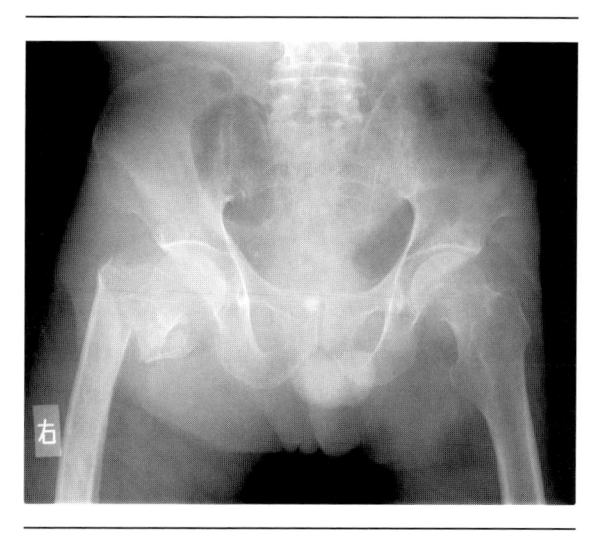

図1 救急部来院時の骨盤部単純X線写真
右大腿骨頸部骨折が明らかである。

標準誘導心電図：洞性頻脈
頭部CT検査：出血などの明らかな外傷性変化なし。
胸腹部X線撮影：特に異常なし。
骨盤・大腿骨X線撮影：右大腿骨頸部骨折（図1）

3 最も考え得る診断は？

！ 右大腿骨頸部骨折，大腿骨頸部骨折からの出血による循環血液量減少性ショック

　救急部受診時にすでに代謝性アシドーシス，AST，ALTなどの酵素値の上昇がみられ，多臓器障害の状態であった。血圧は保たれていたが末梢循環不全（四肢冷感，脈が触れにくい，Sp_{O_2}測定が安定しない，爪色不良）の兆候がみられ，数日来の食思不振，事故日の摂食不能により全身状態不良のところに大腿骨頸部骨折による出血が起こり，血管床の収縮で血圧を維持していたが臓器循環障害を起こし，多臓器機能障害を来したものと診断した。

4 さらにどのように検査を進めるか？

　循環血液量／組織酸素供給量の維持を図るため，肺動脈カテーテル（Swan-Ganz catheter）の挿入による酸素供給量，循環動態の監視と改善，数日来の食思不振の原因の検索，整形外科consultationによる大腿骨頸部骨折への対処，特に出血対策の検討。

5 治療に対する反応は？

来室1時間後ごろより血圧が上腕で測定困難となるが，鼠径部での動脈触知良好，ドパミンの投与開始となる．乳酸リンゲル液の投与による容量負荷．来室2時間のデータで代謝性アシドーシスさらに亢進し，酵素の上昇も増悪する．意識レベルはJCS 20-30であり，容量負荷に対しても血圧の上昇悪い．

6 帰宅，入院，専門診療科へのconsultation？

整形外科のconsultationを求める．全身状態不良にて緊急手術の適応はなく，患肢を固定しておいて，全身状態の改善を待って整形外科的処置を考慮することになる．集中治療部に収容して積極的な蘇生を図ることを企図するが，ご家族の意向もあり一般病棟の個室にて治療を行うことを決定し，救急部来室後5.5時間にて病棟に転棟となる．血圧の上昇がドパミン，容量負荷にて得られず，来院7.5時間の経過にて死亡し，ご家族の意向により心肺蘇生（cardiopulmonary resuscitation：CPR）は行われなかった．来院24時間以内の死亡であるので，警察に届け出て監察医務院の検死を受けるが行政解剖とならず，病理解剖の希望もかなわなかった．この間の緊急検査データの経過を**表1**に示すが多臓器不全の特徴が明らかである．

7 病態生理

救急患者の診断治療に際し，循環と呼吸を生存に至適な状態に維持することは最初に行わなければならないことである．循環と呼吸を至適な状態に保ち，全身組織への必要にして十分な酸素供給と炭酸ガスの排泄を維持することは基本である．このための指標として，vital signs，中心静脈圧，尿量の持続監視が行われるが，これらでは酸素需給の状態の評価が不十分である．そのために，混合静脈血酸素飽和度，動脈血乳酸濃度，動脈血塩基欠乏量，pH値を指標として，これらを一定以上に保つように心拍出量，酸素供給量を維持する治療法が，goal-directed therapyである．重症患者（特に敗血症）では酸素供給量を高く維持すること，心拍出量を高く維持することが臓器細胞へ十分な酸素供給と栄養を供給することになり，予後改善効果が期待された[1]．この考えのもとに，Gattinoniら[2]は重症患者の心係数を4.5 l/min per BSA以上に保った群，混合静脈血酸素飽和度を70％以上に保った群をおき，通常の治療を行った群と生存率を比較したが，有意な改善を得ることができなかった．これら一連の研究結果は，酸素供給を重症病態で一定以上に維持することで多臓器不全を防ぐことができるとの仮説を否定するものであり，研究者に多くの失望を与えた．個体としての酸素供給量，心拍出量が増加

してもmircocirculationのレベルでは改善しない機序[3,4]，重症病態では酸素供給量よりもむしろ細胞自体の酸素利用動態に問題があるのではないかとの，cytopathic hypoxiaの概念[3,5]が生まれてきた．しかし，Riversら[6]は，救急部に運ばれてくるSIRS基準を満たす患者でさらに収縮期血圧90mmHg以下，もしくは血中乳酸値4mmol/l以上のいずれかを満たす患者を2群に分け，中心静脈に血中酸素飽和度を測定できるカテーテルを挿入し，酸素飽和度を70％以上に維持した群（early goal-directed therapy group）と，通常のstandard therapy群に分け，この治療を救急部で可能な限り早く実施すること（来院後6時間以内，集中治療部や病棟に患者が収容されるには時間がかかるため救急部内で開始する）を行った．この臨床研究ではearly goral-directed therapy群では有意に生存率の改善を得ることができ，重症患者治療に新たな局面を開いた．酸素需給関係を病態の早期に把握して治療することが必要であり，早期に酸素需要／供給のバランスの維持を図ることにより，重症患者の予後が改善できることを示すものである．酸素需要／供給関係のバランスを図ることによる予後改善効果の治療のwindowは広くないこと，いったん細胞，臓器が一定以上の還流不全の状態におかれると，その後酸素供給を改善しても予後への影響は必ずしもよくないことを示す．本症例では侵襲的なモニタリングが諸種の都合によりできず，また，容量負荷も不十分であったために典型的な多臓器不全に陥り，不幸な転帰をとってしまった．

診断のポイント

血管内容量減少性（出血性）ショックの臨床症状は古典的には5P：pallor（顔面蒼白），prostration（虚脱），perspiration（発汗），pulselessness（脈拍虚脱），pulmonary insufficiency（呼吸不全，頻呼吸）で示される．冷たい湿った皮膚（内因性カテコールアミンの分泌を示す），頻呼吸，頻脈，意識レベルの低下は重要な指標である．血圧は代償機転で代償可能な限りは保たれるが，その範囲を外れると急激に低下して代謝性アシドーシス，臓器障害が顕著となる．侵襲的モニタリング（Swan-Ganz catheter）により循環動態を的確に評価して，酸素需要／供給関係を適切なレベルに保つことが必要である．

鑑別診断

ショックは血行動態に基づいて表2の4型に分類される．

治療の原則

血行動態の分類（表2）に即して治療を行う[7]。組織灌流圧である動脈血圧は一定以上（通常収縮期動脈圧90mmHg）を保つことが必須であるが，この際に組織に十分な酸素供給がなされる状態を維持しなければならない。酸素供給／消費量は以下のように計算する。

CaO_2 (arterial oxygen content, ml/dl) = 1.34(ml/g of Hb) × Hemoglobin (g/dl) × (arterial blood hemoglobin oxygen saturation) + 0.003 (ml/mmHg per dl) × PaO_2 (mmHg)

$\dot{D}O_2$ (delivery of oxygen, ml/min) = 10 × CO (cardiac output, l/min) × CaO_2 (ml/dl)

$\dot{V}_{O_2}$ (oxygen consumption, ml/min) = [CaO_2 (ml/dl) − $C\bar{v}O_2$ (mixed venous oxygen content, ml/dl)] × 10 × CO (l/min)

上式で1.34は1gヘモグロビン（hemoglobin）の酸素結合量であり，理論的には1.39であるが，生理学的には酸素運搬に関与できないヘモグロビン（CO-Hb, Met-Hbなど）のため通常1.34に近い値が用いられる。心拍出量は熱希釈法で求めることが多いが，酸素消費量を上記のFickの公式で算出することは酸素供給量と消費量に心拍出量という共通の因子がはいるため，間接熱量測定法（indirect calorimetry）などで酸素消費量を計測することもある。しかし，重症患者の治療上はFickの公式を利用する方が実際的である。0.003は血液の酸素に対する37℃での溶解係数であり，1mmHgの酸素分圧あたり血液100mlに0.003mlの酸素が溶存することを示す。

表2　ショックの血行動態による分類

	RAP	PAP	PAOP	CI	SVR	PVR
循環血液量減少性ショック (Hypovolemic shock)	↓	↓	↓	↓	↑	↑
血液分布異常性ショック (Distributive shock)	↓	↓→↑	↓	↑	↓	↓
血管閉塞性ショック (Extracardiac occlusive shock)	↑	↑	↑↓	↓	↑	→
心原性ショック (Cardiogenic shock)	↑	↑	↑	↓	↑	→

Normal values : RA (right atrial pressure) 0–8mmHg, PAP (pulmonary artery pressure) 15–30/3–12mmHg, PAOP (pulmonary artery occlusion pressure) 8–12mmHg, CI (cardiac index) 2.6–4.2 l/min per BSA, SVR (systemic vascular resistance) 900–1,400dyne × sec/cm^{-5}, PVR (pulmonary vascular resistance) 150–250dyne × sec/cm^{-5}

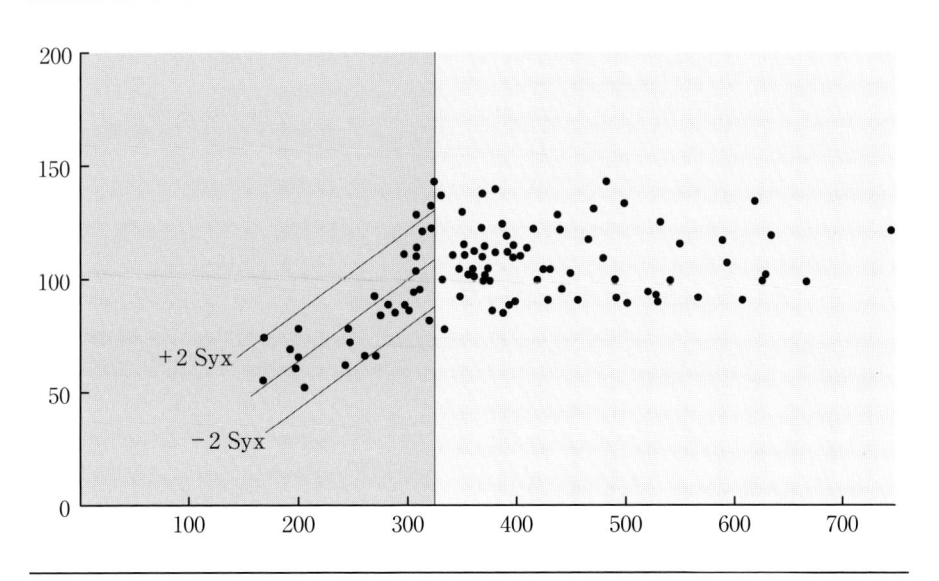

図2 酸素消費量（縦軸：ml/min per BSA）と酸素供給量（横軸：ml/min per BSA）関係
58名の開心術患者の人工心肺前の99データをプロットしたもの。酸素供給量のcritical pointとして330ml/minper BSAが同定されている。(Shibutani K, Komatsu. T, Kubal K, et al. Critical level of oxygen delivery in anesthetized man. Crit Care Med 1983, 11：640–643. より引用[8])

　血液中の酸素を組織が摂取して利用する限界を超えて酸素供給量が低下すると，酸素消費量が酸素供給量依存性に低下し，代謝性アシドーシスが進行する[8]（図2）。このcritical pointは病態により異なることが予測されるが，開心術患者の手術前に測定した結果は330ml/minper BSAであった。このレベル以上の酸素供給量を維持することが必須である。

知識の整理のための設問

(1) ショックを血行動態的に4型に分類し，それぞれの特徴を述べてください。
(2) 血液酸素含量，酸素供給量の計算式を示してください。
(3) Supra-normal delivery of oxygen を説明してください。
(4) Early goal-directed therapy を説明してください。
(5) Cytopathic anoxia とはなんでしょうか。
(6) 酸素供給／需要関係のうえでcritical oxygen delivery point とはなんでしょうか，また，どのくらいの値でしょうか。

【文　献】

1) Shoemaker WC, Appel PL, Kram HB, et al. Prospective trial of supranormal values of survivors as therapeutic goals in high-risk surgical patients. Chest 1988 ; 94 : 1176-1186.
2) Gattinoni L, Brazzi L, Pelosi P, et al. A trial of goal-oriented hemodynamic therapy in critically ill patients. N Engl J Med 1995 ; 333 : 1025-1032.
3) Fink MP. Cytopathic hypoxia. Is oxygen use impaired in sepsis as a result of an acquired intrinsic derangement in cellular respiration? Crit Care Clinics 2002 ; 18 : 65-75.
4) Sakr Y, Dubois M-J, Backer DD, et al. Persistent microcirculatory alterations are associated with organ failure and death in patients with septic shock. Crit Care Med 2004 ; 32 : 1825-1831.
5) Singer M, Santis VD, Vitale D, et al. Multiorgan failure is an adaptive, endocrine-mediated, metabolic response to overwhelming systemic inflammation. Lancet 2004 ; 364 : 364-348.
6) Rivers E, Nguyen B, Havstad S, et al. Early goal-directed therapy in the treatment of severe sepsis and septic shock. N Engl J Med 2001 ; 345 : 1368-1377.
7) Sielenkampe A, Sibbald E. The hypotensive patient. In : Webb AR, Shapiro MJ, Singer M, et al, editor. Oxford textbook of critical care medicine. Oxford : Oxford University Press ; 1999. p. 215-228.
8) Shibutani K, Komatsu T, Kubal K, et al. Critical level of oxygen delivery in anesthetized man. Crit Care Med 1983 ; 11 : 640-643.

知識の整理のための設問の回答

（1）表2に示すショックの分類とその血行動態的特徴を徹底的に理解してください。表2の下に血行動態値の標準的正常値をあげておきましたので参照してください。

（2）十分に理解されていることと思われますが，実際に記載してみて"治療の原則"に記載してある計算式と照合してください。特に，各係数の意味する所を理解してください。

（3）重症病態で組織への酸素供給量を可能な限り増加させることは，細胞機能を維持し予後を改善するのではと誰しも予測することでありましょう。Shoemakerらは大手術後の患者で心拍出量係数4.5 l/min per BSA，酸素供給量係数650ml/min per BSAに維持すると予後が改善することを報告しました[1]。これをはじめとする研究より，supra-normalとしては，心拍出量係数4.5 l/min per BSA，酸素供給量係数650ml/min per BSA以上とすることが一般的です。この考えは重症病態，敗血症でも同様な好結果をもたらすであろうと誰しも予測しました。多くの臨床的，基礎的研究が行われましたが，代表的なものがイタリアを中心として行われたGattinoniらによる大規模な多施設共同研究です[2]。この研究では心係数を4.5 l/min per BSAあるいは混合静脈血酸素飽和度を70％以上に維持した群と，標準的治療群（それぞれ250症例以上）を設定して180日後の死亡率まで追求しました。その結果は，さまざまな

要素を考慮にいれて分析しても，心係数あるいは混合静脈血酸素飽和度を正常以上に保つことが，予後を改善する効果がない，というものでした。同様な結果はGattinoniら以外のグループからも報告され，敗血症を中心とする重症患者群でのこの治療の試みは好結果を得ることができなかったのです。

(4) 文献6に引用したRiversらの報告は，酸素供給量を十分に保つことが有効であることをはじめて立証したrandomized controlled clinical reportです。彼らは救急部に搬入されてくる敗血症の患者を対象として，平均動脈圧を65mmHg以上，中心静脈圧を8-12mmHg，尿量を0.5ml/min以上，中心静脈血ヘモグロビン酸素飽和度を70％以上に保つことを，救急部に到着後できるだけ早く，遅くとも6時間以内にこの目標値を得られるように治療しました。この治療を行うことにより，対象としておいた標準的治療を行った群と比較して死亡率が1/3低下しました。今まで有効性が強く期待されながら実証できなかった酸素供給量を重症病態で増加させることの有効性がはじめて立証されたのです。彼らの成績は，治療が有効なwindowが従来考えられていたほど広くないこと，いったん臓器／組織が虚血性変化を受けると回復が容易でないことを示していると考えられます。Shoemakerらが示した論文の対象患者は大手術の術前，術後患者で，いわば重症病態への進展の予防を企図したものであり，Riversらのearly therapyと合致するものでした。Shoemaker, Riversらの成績とGattinoniらをはじめとする研究者の成績を比較すると，後者では完成してしまった臓器不全の患者に対して悪戦苦闘した結果をみていた可能性があります。Riversらの論文に引き続く，early goal-directed therapyの論理を補強する研究は現在のところ見受けません。今後の展開が楽しみです。

(5) 敗血症をはじめとする重症病態で組織への酸素供給量を増加させても好結果が得られないこと，乳酸値をはじめとする嫌気性代謝の指標が心拍出量が十分に維持されている状態でも上昇することから，組織への酸素供給量にかかわりなく，むしろ細胞自体の代謝経路が敗血症による影響で変化して，酸素利用能が変化してしまうのではないかとの仮説が提唱されてきました。文献3に取り上げたFinkの考えが代表的なものです。細胞自体の代謝経路が影響を受ける機序としては炎症性サイトカインの影響が想定されています。細胞のエネルギー代謝の動態が変化してしまうことは，過大侵襲に対する細胞の適応反応であり，多臓器不全は従来考えられていた過大な炎症反応によるautodestructive processではなくadaptive responseであるとの仮説が提唱されてきました[5]。今後の研究の進展が楽しみです。

(6) 酸素供給量が変動しても，臓器細胞は血液中からの必要な酸素を摂取します。そ

の結果として血液中の酸素摂取率が変動することになります。安定した状態では酸素供給量が変動しても酸素消費量は一定であるoxygen supply independent phaseが広く認められます（図2での横軸と平行な部分）。酸素供給量がある一定のレベル以下になると，血液中からの酸素摂取が限界に達して摂取率の増加でまかないきれなくなり，酸素消費量が低下し始め，乳酸をはじめとする嫌気性代謝経路の活性化を示す指標が上昇し始めます。この限界点をcritical oxygen delivery pointと呼んでいます。この事実を臨床症例で実証するのは容易でなかったのですが，図2はShibutaniらが開心術患者の人工心肺使用前の状態で測定した有名なデータです。明確にciritical pointが認められます。一方において，敗血症をはじめとする重症病態では，oxygen supply independent phaseがはっきりせず，酸素供給量の増加に従って酸素消費量が増加するoxygen supply dependent phaseが広い範囲で認められます。これをpathological oxygen supply dependentと呼びますが，この現象の原因のひとつには微小循環の変化が起こり，十分に血流が行き渡らない状態が認められ，しかも，これが治療抵抗性であることが特徴です。いかにして微小循環を改善させるかが，個体全体としての酸素供給量の増加と並んで今後の課題です[4,5]。

（今井　孝祐）

CASE 5

54歳の男性
会社内で歩き回り，話しかけにも応答しない

昼ごろより会社内で意味不明の言動があり，同僚に話しかけられても応答ができないなどの異常行動から，16時過ぎに救急隊要請となった。

1 救急隊，家族，本人に電話で何を確認？

❶ 救急隊到着時のvital signs ▶ 意識：話しかけても応答できず，歩き回っている

血圧：102/60mmHg，脈拍：120/min，体温：測定不能，呼吸数：22/min，Sp_{O2}：96％

❷ 主訴は何か？ ▶ 異常行動

❸ いつ始まったか？ ▶ 昼ごろから

❹ 持続時間，増悪／軽快？ ▶ 昼ごろから継続しており徐々に増悪

❺ 随伴症状はあるか？ ▶ なし

❻ 救急隊への指示は何か？ ▶ 速やかに搬送

2 救急部到着時の緊急対応は？

① 最初にvital signsをとり，緊急の生命維持，蘇生処置の必要性を判断

17時5分救急部に搬送。意識：呼びかけに応答なく，ストレッチャーから起き上がろうとするなど体動激しい。血圧：90/52mmHg，脈拍：112/min，体温：熱感あり，Sp_{O2}：94％

呼吸，循環は保たれており緊急処置は必要ないが，頭蓋内出血，精神科的疾患も考えて，鎮静下に緊急頭部CTを第一選択とする。

② 現症，既往歴を聞きながら理学所見をとる

昼ごろより歩き回る，問いかけに返答しないなどの異常行動があった。しだいに増悪し，救急車内に収容してからは混迷状態となり，現症，既往歴ともに十分に聴取できない。

ストレッチャーから起き上がろうとして，理学所見をとることも困難であったが，麻痺はなく，瞳孔は左右差がなく，対光反射も速やかである。HEENT（head, ears, eyes, nose, throat）に初診の所見上では異常を指摘できない。項部硬直の有無ははっきりしない。胸，腹部に理学所見上異常なし。全身の皮膚に発疹は特に認めない。

③ 緊急検査をどのように進めるか

　抑制しながら輸液ラインを確保，緊急検査血液検体を採取すると同時にジアゼパム（diazepam）5mgを静注し，頭部CT検査に気道確保の用意をして走る．CT室ではジアゼパム（total 15mg）の追加投与を必要としたが，特に呼吸，循環に障害なく撮影でき，出血などの粗大病変がないことが判明した．同時に体温が39.3℃と高いことも判明した．

　緊急血液検査結果：WBC 28,000/μl, RBC 5,870,000/μl, Hb 17.6g/dl, Ht 52.1%, Plt 276,000/μl, total protein 9.0g/dl, albumin 5.3g/dl, BUN 19.6mg/d, creatinine 0.98mg/dl, Na 147mEq/l, K 3.5mEq/l, Cl 105mEq/l, Ca 10.6g/l, AST 27IU/l, ALT 33IU/l, total bilirubin 1.4mg/dl, glucose 126mg/dl, amylase 77IU/l, CRP 3.5mg/dl, PT 13.1sec（74.8%），PT-INR 1.19, APTT 23.8sec（control 27.8sec），fibrinogen 502mg/dl

　頭部CT検査：出血，腫瘍などの粗大病変を認めなかった．

　血液検査：白血球，CRP増加，血液濃縮

　到着した家族からの病歴聴取により，1昨年1月に左感音性難聴の出現を契機に左聴神経腫瘍を指摘されて腫瘍摘出術を受けていること，腫瘍は完全に摘出され神経鞘腫であったこと，同年11月に頭痛，発熱から細菌性髄膜炎で入院治療を受けていたこと（髄液培養は陰性），CMZ（cefmetazole sodium，セフメタゾン），CLDM（clindamycin hydrochloride，ダラシン），FOM（fosfomycin，ホスミシン）を1週間使用して約3週間で軽快退院していること，昨年3月には髄液漏閉鎖術を受けその後は経過良好であったことが判明した．

3 最も考え得る診断は？

細菌性髄膜炎

　髄液漏，聴神経腫瘍の摘出術の既往があること，発熱，白血球増多，鎮静化してからの理学所見で項部硬直がみられることより，細菌性髄膜炎が考えられた．

4 さらにどのように検査を進めるか？

　脊髄腔穿刺による髄液検査，感染経路の検索のための耳鼻咽喉科的検索を行う．

5 治療に対する反応は？

　呼吸，循環は保たれているが，感染性ショックへの進展が切迫しており，抗生物質，

ステロイドの投与，細胞外液の補充，集中治療部での全身管理が必要である。

6 帰宅，入院，専門診療科への consultation ?

　神経内科，耳鼻咽喉科へconsultationを求める。プロポフォール（propofol）持続投与にて沈静下に髄液検査施行，初圧240mmH₂O，蛋白濃度399mg/dl，ブドウ糖濃度20mg/dl，細胞数14,080/μl，（多核球：単球比/11,126：2,816），グラム染色で細菌を検出できなかった（表1）。耳鼻咽喉科的には上咽頭に炎症所見，易出血性，右中耳炎所見があり，中耳炎より進展した細菌性髄膜炎の確率が高かった。ABPC（amino-benzil penicilline：アンピシリン）12g/day，CTRX（ceftriaxone sodium：セフトリアキソン）4g/day，VCM（vancomycin hydrochloride：バンコマイシン）2g/dayの投与を開始し，集中治療部に収容して治療を行うこととした。

　集中治療部では体動が激しいためプロポフォール鎮静下に気管挿管を行い気道確保下に治療を行った。第7病日には抜管できて一般病棟に転棟し，この間の脳脊髄液の検査所見の経時的変動を表1に示す。脳波検査にて痙攣波を認めたため抗痙攣薬の投与下に退院，社会復帰できて，ほかに合併症を認めなかった。本症例ではステロイドの投与を行わなかったが，起炎菌が同定できなかったことは，結果的にステロイド非投与が好結果に至った可能性がある。

表1 脳脊髄液所見の経時的変動

	normal	0day	2day	4day	9day
初圧（mmH₂O） opening pressure	<180	240	260	155	
細胞数（number/μl） white cell counts	<5	14080	1320	1616	23
糖（mg/dl） glucose	>40	20	66	60	55
CSF/serum	>0.6	0.15	0.47	0.44	0.45
蛋白（mg/dl） total protein	14–45	399	96		49
アルブミン（mg/l） albumin		2515	514		253

（正常値はRoots KL, Tyler KL. Meningitis, encephalitis, brain abscess, and empyema. In : Kasper DL, Braunwald E, Fauci AS, et al, editor. Harrions's Principles of Internal Medicine. New York : McGraw-Hill, 2005. p. 2471–2495. より引用[4]）

7 病態生理

　細菌性髄膜炎の起炎菌は，北米ではインフルエンザ菌（*Haemophilus influenza* type b）に対するワクチンが開発されてより変容し，肺炎連鎖球菌（*Streptococcus pneumoniae*）（51％），髄膜炎菌（*Neisseria meningitidis*）（37％）が主要な起炎菌である[1]。中耳炎，副鼻腔炎，肺炎，免疫抑制状態（免疫抑制薬使用，脾臓摘出術後，糖尿病，アルコール中毒など）に伴ってこれら細菌が髄膜腔内に侵入，炎症を起こす。いったん細菌が髄液内に侵入すると，免疫防御機構が髄液内にはほとんどないため，急速な増殖を起こして急速に症状が悪化する。細菌性髄膜炎は，抗生物質開発前は致死的疾患であったが，抗生物質はこれらの起炎菌に優れた抗菌力を示す。それにもかかわらず肺炎連鎖球菌による髄膜炎の死亡率は約30％であり，神経学的後遺症も多く残す。この原因は，脳脊髄液内で投与された抗生物質により急激に細菌の融解が起こり，遊離された細菌の免疫原物質に対して生体が反応し，脳脊髄液内で大量の好炎症性サイトカインが産生され，炎症反応が強く起こることが中枢神経系の障害に関与していると想定される[2]。突然変異を繰り返す細菌を異物として認識する免疫機構は，高等真核生物にみられない細菌に特有な進化の過程で保持され続けた分子機構を認識することによりなされる。細菌に特有な細胞表面の構造はpathogen-associated molecular patterns（PAMPs）とよばれ，グラム陰性桿菌細胞膜のエンドトキシン（lipopolysaccharide：LPS）が代表的なものである[3]。これらを認識する免疫応答細胞の細胞上のレセプターは，toll-like receptors（TLR）として発現している。PAMPsがTLRと結合すると，食菌作用，好炎症反応が起きてくる。細菌などのPAMPsとそれに対する型認識受容体を表2に示す。肺炎連鎖球菌の細胞壁からはteichoic acid, peptidoglycansが融解に伴い遊離し，サイトカインやケモカインがグリア細胞，アストロサイト，単球などで産生される。炎症性サイトカインは集積してきた炎症性細胞や脳組織細胞から興奮性アミノ酸，活性酸素種，一酸化窒素を産生させ，これらメデイエーターは脳細胞を障害し細胞死を導く[4]。細菌性髄膜炎の際の脳細胞死，脳浮腫をはじめとする一連の病態は，脊髄液中に増加した炎症性サイトカインに原因する。この病態からは抗生物質を投与すると同時に，炎症反応を修飾することの有効性が予測され，小児の細菌性髄膜炎に対しては，抗生物質投与前もしくは同時にステロイドを投与することが予後を改善することが立証され[5]，成人でも抗生物質投与前，あるいは同時にデキサメサゾン（dexamethasone）10mg/6hrの4日間投与が予後を改善することが臨床比較試験で報告されている[6]。

表2 病原菌関連分子型と型認識受容体（PAMPs and pattern recognition receptors）

PAMP	Pathogen(s)	Pattern recognition receptors
LPS	Gram-negative bacteria	TLR4, TLR2, LBP, CD14
Lipoproteins	Eubacteria	TLR2
Peptidoglycan	most bacteria	TLR2, CD14
Lipoteichoic Acid	Gram-positive bacteria	TLR2, TLR4
CpG	many microbial pathogens	undefined
Lipoarabino-Mannan	mycobacteria	TLR2, CD1
Mannans and Mannoproteins	yeast	Mannose receptor Mannose-binding protein
Zymosan (yeast cell wall)	yeast	TLR2, mannose and beta-glucan receptors

PAMPs：pathogen-associated molecular patterns，TLR：toll-like receptor
（Aderem A, Ulevitch RJ. Toll-like receptors in the induction of the innate immune response. Nature 2000；406：782-787.より一部引用[3]）

診断のポイント

細菌性髄膜炎の古典的3徴候（classic clinical triad）は，発熱，頭痛，項部硬直である。1998年10月から2002年4月までの間にオランダで検出された急性細菌性髄膜炎696症例の検討では，頭痛，項部硬直，発熱，意識レベル低下（Glasgow Coma Scaleで14点以下）がそれぞれ87，83，77，69％に認められた。これら4症状のうち少なくとも2症状が69％に認められ，古典的3徴候は必ずしも当てはまらない[1]。さらに同報告では，髄液検査で脳脊髄液対血液のブドウ糖濃度比が0.23以下，蛋白濃度が220mg/dl以上，または白血球数が2,000/μl以上が567/645（88％）の患者に認められた[1]。今回の症例では意識障害が異常行動で始まっているのが特異的であったが，髄液所見はいずれもこの報告を上回っていた。また，中耳炎，副鼻腔炎の合併が25％で認

められており[1]，本症例でも同様であった。本症例では結核菌を含めて繰り返し髄液の培養検査を行ったが検出できなかった。

鑑別診断

意識状態の変動（altered mental status）は広い疾患に起因して起こる可能性があり，患者の詳細な理学所見，職場，家族からの情報を含めて診断を予測していかなければならない。見落としがないようにするために各人，施設で工夫がこらされているが，"AIUEO TIPS" の順に考えていくのも一方である[7]。

AIUEO TIPS
A-alcohol, drugs, toxins
I-infection
U-uremia（renal, including hypertension）
E-endocrine, electrolytes
O-oxygen, opiates
T-trauma, temperature
I-insulin（diabetes）
P-psychiatric, porphyria
S-subarachnoid, space-occupying lesion

本症例では既往歴の情報を早く得ることができたので診断を容易に絞り込むことができたが，既往歴の情報がない状態でも，理学所見，検査所見からAIUEO TIPSの中からI-infectionに到達でき，髄液検査から確定診断がついたものと考えられる。

治療の原則

迅速に診断して，経験的に（empirical）適切な抗生物質をいかに速やかに投与するかが予後を決定する大きな要素となる。救急部に到着後60分以内に抗生物質投与を行うことが必要である。耐性菌の増加に伴い，第三世代のセファロスポリンとバンコマイシンの投与が推奨される（表3）。また，後遺症として中枢神経系の障害をいかに起こさないように治療するかが，生命予後と並んで重要である。抗生物質投与前にデキサメサゾンを投与することの有効性は小児では立証された[5]。実際に細菌性髄膜炎患者では脳内からTNF-α，IL-6の血液中への遊離が起こっている[8]ことからみても，成人でデキサメサゾン10mgを6時間ごとに4日間投与する方法の有効性は[6]納得できるものである。

表3 年齢，好発病原菌，経験的抗生物質の選択

Patient age	most common organisms	empiric antibiotic
0–4 weeks	Group B *streptococcus*, *E. coli*, *Listeria monocytogenes*	ampicillin + cefotaxime
4–12 weeks	*S. pneumoniae*, group B *streptococcus*, *E. coli*, *L. monocytogenes*	ampicillin + third generation cephalosporin
3 months-18 years	*S. pneumoniae*, *N. meningitidis*, *H. influenzae*	third-generation cephalosporin
18 years-50 years	*S. pneumoniae*, *N. meningitidis*	third-generation cephalosporin
>50 years	*S. pneumoniae*, *N. meningitidis*, *L. monocytogenes*, aerobic gram-negative bacilli	third-generation cephalosporin + ampicillin

(Toy EC, Simon BC, Takenaka KY, et al. Case Files: Emergency Medicine. New York : Lange Medical Books/McGraw-Hill. 2005, p265-271.より引用[7])

知識の整理のための設問

(1) 成人の細菌性髄膜炎の起炎菌を頻度の高いものから順に2つあげてください。

(2) 細菌性髄膜炎での3主徴をあげてください。実際にこれらがみられる頻度はどれくらいでしょうか。

(3) 腰椎穿刺での脳脊髄液の初圧，細胞数，糖濃度，糖濃度の血糖との比，蛋白濃度の正常値をあげてください。

(4) 経験的に抗生物質を投与しなければなりませんが，成人の細菌性髄膜炎に何をどのくらいの量で投与しますか。

(5) ステロイドは使用すべきでしょうか，もし，使用するとしたらどのくらいの量をどのくらいの期間使用すべきでしょうか。

(6) ステロイドの有効性の機序を説明してください。

(7) グラム陰性桿菌の細胞壁成分であるlipopolysaccharide（LPS）に対する免疫応答細胞の細胞膜上の受容体をあげてください。

【文　献】

1) Van De Beek D, De Gans J, Spanjaard L, et al. Clinical features and prognositc factors in adults with bacterial meningitis. N Engl J Med 2004 ; 351 : 1849-1859.
2) Carrol ED, Baines P. Elevated cytokines in pneumococcal meningitis : Chicken or egg? Crit Care Med 2005 ; 332 : 1153-1154.
3) Aderem A, Ulevitch RJ. Toll-like receptors in the induction of the innate immune response. Nature 2000 ; 406 : 782-787.
4) Roos KL, Tyler KL. Meningitis, encephalitis, brain abscess, and empyema. In: Kasper DL, Braunwald E, Fauci AS, et al, editor. Harrions's Principles of Internal Medicine. New York: McGraw-Hill ; 2005. p. 2471-2495.
5) McIntyre P, Berkey S, King S, et al. Dexamethasone as adjunctive therapy in bacterial meningitis. A meta-analysis of randomized clinical trials since 1988. JAMA 1997 ; 278 : 925-931.
6) Gans JD, Beek DVD. For the European Dexamethasone in Adulthood Bacterial Meningitis Study Investigators. Dexamethasone in adults with bacterial meningitis. N Engl J Med 2002 ; 347 : 1549-1556.
7) Toy EC, Simon BC, Takenaka KY, et al. Case Files : Emergency Medicine. New York : Lange Medical Books/McGraw-Hill. 2005, p265-271.
8) Moller K, Tofteng F, Qvist T, et al. Cerebral output of cytokines in patients with pneumococcal meningitis. Crit Care Med 2005 ; 33 : 979-983.

知識の整理のための設問の回答

(1) 1. 肺炎連鎖球菌（*Streptococcus pneumoniae*）
    2. 髄膜炎菌（*Neisseria meningitides*）

オランダでの大規模臨床調査では，上記がそれぞれ51，37％を占めております（文献1）。かつてはインフルエンザ菌（*Haemophilus influenzae* type b）によるものが多かったのですが，ワクチンの普及により欧米では完全に変化しました。文献1はオランダ一カ国での統計ですが，詳細に調べられており，日米欧での現状をよく示していると考えられますので，是非目を通しておいてください。

(2) 細菌性髄膜炎の古典的3徴候（classic clinical triad）は，発熱，頭痛，項部硬直です（文献3, Harrison's Principles of Internal Medicineによる）。オランダで行われた大規模臨床検討では，発熱，項部硬直，意識レベル低下を3徴候としております（文献1）。また，同報告では，頭痛，項部硬直，発熱，意識レベル低下（Glasgow Coma Scale below 14）がそれぞれ87，83，77，69％に認められたが，3徴候が同時に認められる頻度は高くなかったと指摘しております。診断が遅れることは，合併症，死亡率に直結します。3徴候に拘泥せずに疑いをもつことが大切です。

（3）**表1**に正常値をあげておきました。再確認してください。それぞれ，180cmH$_2$O以下，5/μl以下，40mg/dl以下，0.6以上，14-45mg/dlです。

（4）経験的に抗生物質を投与する場合，各個人の臨床経験，育った環境に左右され統一した見解は難しいのが現実です。しかし，第三世代のセファロスポリンとアンピシリンを併用投与すること，また，耐性菌が予測される場合はバンコマイシンを併用することに異をとなえる方は少ないと考えます。また，抗生物質の投与は，救急部に患者が来院してから1時間以内に投与開始すべきとされています。

（5）細菌性髄膜炎の予後悪化の原因は，サイトカインをはじめとする炎症性反応が過剰に髄腔内で起こることによる細胞障害です。抗生物質により細菌融解が起こり，免疫応答細胞を刺激する菌体成分が遊離する前にステロイドを投与することが重要であり，抗生物質投与前あるいは投与と同時投与が勧められています。細菌性髄膜炎の場合はデキサメサゾンがよく検討されており，成人で10mgを6時間おきに4日間の投与が勧められます（文献6）。他のグルココルチコイドでは検討されていないのでデータがないのが現実であり，デキサメサゾンに限定された効果とは考えられません。文献6のGansらのデータでは，肺炎連鎖球菌による髄膜炎のみに有意な改善をみていますが，他の細菌による髄膜炎は十分な症例数が得られなかったことが大きな原因と予測され，Gansらはすべての細菌性髄膜炎患者への投与を勧めています。

（6）髄液腔内で細菌菌体成分により免疫応答細胞膜上の受容体が刺激を受け，大量の炎症性サイトカインの遊離が起こることを阻止することにあります。いったん，TLRと菌体成分が結合して活性化が起きてからでは，ステロイドの抑制効果は不十分です。それゆえに，大量の菌体成分の放出が起こる前，抗生物質投与前もしくは投与時の投与が必要となります。文献8は最新の臨床データを提示している論文です。また，文献2はこれに対するeditorial viewですので参照ください。

（7）免疫応答細胞に多彩な反応を起こさせる代表的な菌体成分は，グラム陰性菌の菌体成分であるlipopolysaccharide：LPS（endotoxin）です。血中にはこれと結合して応答反応を増強させるLPS binding protein, solubule CD14が存在し，また免疫応答細胞膜上にはCD14が発現しているが，これは膜貫通型の受容体でなく細胞内への情報伝達がどのように行われているか長い間不明でした。マウスの突然変異種であるC3H/HeJは，エンドトキシンに対して抵抗性であり，通常致死量の100倍程度を投与しても何の反応も起こらないが，この突然変異種ではTLR-4の変異が起きていることが突き止められました。細菌の細胞膜に特有な物質に対して結合する受容体であるtoll-like receptorsが明らかにされ，toll-like receptorsを介して炎症反応が起こる

ことが明らかにされてきました。文献3は，toll-like receptorsに関する代表的なreviewのひとつであります。

（今井　孝祐）

CASE 6

88歳の女性
転倒して左眼瞼部・左手首を打撲し疼痛が強い

独居生活，今朝，観劇に出かけ，道路の段差でつまずいて転倒し，左眼瞼部を打撲して同部の腫脹と鼻出血，また左手首を打撲して同部の腫脹と疼痛が強い。

1 救急隊，家族，本人に電話で何を確認？

❶ 救急隊到着時の vital signs ▶ 意識：清明，血圧：192/86mmHg，脈拍：84/min，Sp_{O2}：97％

❷ 主訴は何か？ ▶ 左眼瞼，左手首の疼痛と腫脹

❸ いつ始まったか？ ▶ 転倒した直後より

❹ 持続時間，増悪／軽快？ ▶ 持続しており変化なし。

❺ 随伴症状はあるか？ ▶ 麻痺，意識障害なし。

❻ 救急隊への指示は何か？ ▶ 速やかに搬送

2 救急部到着時の緊急対応は？

① 最初に vital signs をとり，緊急の生命維持，蘇生処置の必要性を判断

意識：Glasgow Coma Scale 15，血圧：165/99mmHg，脈拍：80/min，Sp_{O2}：99％

意識は清明であり，呼吸・循環ともに安定しており，緊急の蘇生処置は必要ないが，顔面部の打撲があるため骨折の検索も含めて頭部CTをオーダーする。

② 現症，既往歴を聞きながら理学所見をとる

昨日朝10時ごろ，めまいと気分不快があったが休んでいたら軽快した。今朝は普通に起床し，朝食後芝居見物に出かけたところで道路の段差でつまずいて転倒してしまった。普段よりよく転倒する。周りの方が驚いて救急車を呼んでくれた。数年前より高血圧でかかりつけ医から薬をもらっている以外は，健康である。

左眼瞼部に腫脹はあるが眼球運動，視力に異常はなかった。ほかに頭部に打撲痕はない。四肢の運動，感覚に異常なく，神経学的に異常所見なし。左手関節部に腫脹と疼痛あり，同部を動かせないが，左指の感覚，運動に異常はない。

③ 緊急検査をどのように進めるか

本人はつまずいて転倒したと述べていることからみて，反射的に手をだして手関節を

受傷したようであり，意識消失による転倒ではないと想定される．手をついて顔面，頭部への打撃を保護しているようであるが，年齢を考慮すると頭部CT撮影で頭蓋内の受傷を検索しておく必要がある．また，血液検査で転倒する原因となりえる低血糖，その他の代謝異常の有無を検索しておく．また，心電図は必須である．

緊急血液検査結果：WBC 5,500/μl，RBC 3,710,000/μl，Hb 11.9g/dl，Ht 36.2％，Plt 148,000/μl，total protein 7.0g/dl，albumin 3.7g/dl，BUN 12.3mg/dl，creatinine 0.40mg/dl，Na 136mEq/l，K 3.8mEq/l，Cl 102mEq/l，Ca 8.9mg/dl，AST 31IU/l，ALT 24IU/l，total bilirubin 0.8mg/dl，glucose 104mg/dl，CK 57IU/l，amylase 138IU/l，CRP 0.1mg/dl，PT 11.8 sec（127.6％），PT-INR 0.97，APTT 22.6 sec（control：27.8 sec），fibrinogen 206mg/dl

血液検査結果に特別な異常を認めなかった．

標準誘導心電図：洞性リズムであり，特に異常を認めない．

頭蓋骨，顔面骨X線撮影：特に骨折を認めない．

頭部CT検査：左側脳室後角に出血と見られる高吸収域がある（**図1**）．その他に明らかな出血を認めず．

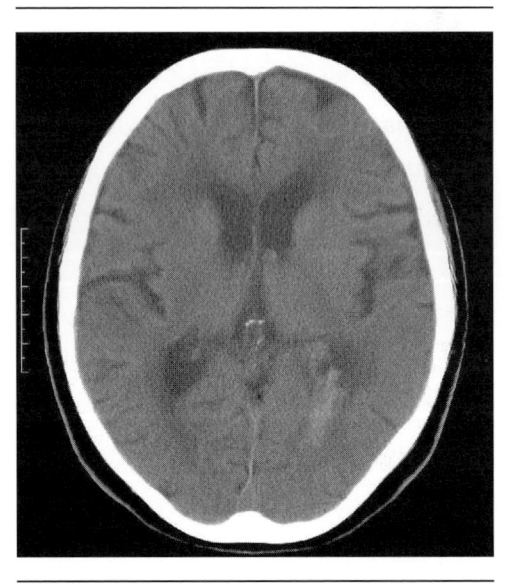

図1　救急部受診時の頭部CT像
側脳室に出血と思われる異常陰影が認められる．

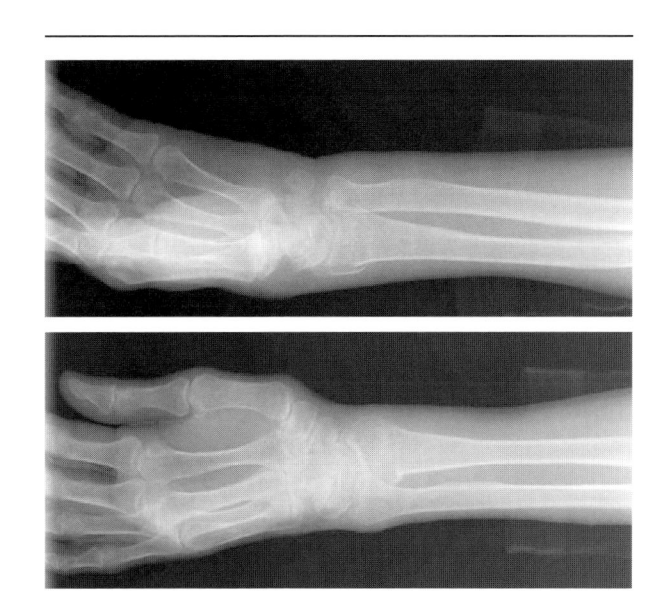

図2 救急部受診時の左手関節部X線写真
橈骨下端の骨折が認められる。

左手関節XP：左橈骨遠位端骨折（図2）

3 最も考え得る診断は？

🔹 高齢者複数外傷

顔面打撲症，左側脳室出血，左橈骨遠位端骨折

　脳室内への出血が今回の顔面打撲によるものか否かは明らかでないが，因果関係は否定できない。橈骨の骨折は末梢側の指に循環障害，感覚異常がないことより脳外科的処置が優先される。

4 さらにどのように検査を進めるか？

　初診時の頭部CTにて異常が検出されたので，神経学的悪化がないか継続的観察が必要である。経時的に頭部CT検査が必要である（出血の増量がないか，急性水頭症は発生していないかのチェック）。

5 治療に対する反応は？

　ニカルジピン（nicardipine hydrochloride）を$1\mu g/kg/min$から持続投与を開始し，収縮期血圧で120mmHgを目標に降圧を行う。

6 帰宅，入院，専門診療科への consultation ?

　脳神経外科，整形外科にそれぞれconsultationを行う。脳室内出血は特別に臨床症状がないため脳外科病棟に入院のうえ，経過観察を行うことに決定した。また，骨折はシーネ固定を行い，年齢を勘案してギブス固定で保存的に治療することになった。1週間の入院安静にて脳室内の出血は消退し，外来通院にて経過観察となり，橈骨骨折は患者の希望する近医に紹介となった。

7 病態生理

　加齢に伴い生理学的に諸機能が変化する（表1）。この症例に関係したことでは，姿勢制御反射は退行し転倒しやすくなること，女性では閉経後の急速なカルシウム代謝の変化により骨粗鬆症を起こしており，転倒骨折の危険が増加することがあげられる。高齢者では頭部打撲によりCT上陽性所見を示す確率が高くなり，軽度頭部外傷でもCT検査を行うことが推奨されている[2]。重症頭部外傷では，年齢は死亡率と神経学的後遺症を残すことにおいて独立した危険因子である[3]。同程度の外傷でも，40歳以上では年齢が増加するにつれて死亡率が高くなる。合併症が増えていること，また，生理学的余力が減少して重篤な侵襲に適応できないためである。ほとんどの臓器機能が後退するが，特に侵襲に対応した循環器系の適応ができないことが大きな原因と考えられる。それゆえに，Victorinoら[3]は高齢者の外傷で低血圧を示す症例に対しては積極的に肺動脈カテーテルを使用して，心係数を4 l/min per square meter，酸素消費量を170ml/min per square meter以上に維持することを推奨している。

診断のポイント

　外傷患者は常に，primary surveyの手順に従って，①airway (including evaluation for cervical lesion)，②breathing，③circulation，④disability (evaluation for dysfunction of CNS)，⑤exposure（全身のくまない観察）をすばやく検索しなければならない。本症例では，左手関節部の腫脹，運動制限，変形，疼痛と左上眼瞼上部の腫脹と疼痛以外に，a，b，cに問題はなかった。

　多発外傷（multiple trauma, severe trauma）は，損傷が身体の複数箇所（頭頸部，顔面，胸部，腹部，四肢・骨盤，体表）にみられる重症外傷（Abbreviated Injury Score；AIS 3以上）で，おのおのの損傷程度は放置すると生命に危険を及ぼすものであり，緊急に処置を必要とするもの，と定義されている。この症例では，手関節の骨折がスコア3に該当するが，顔面部打撲は軽度であり多発外傷にはあたらなかったが，年

表1 加齢に伴う主要な生理学的変化

心血管系
  β受容体の反応性低下，変時性（chronotropic）反応の減少
  左室肥大，コンプライアンス低下，最大左室駆出率の低下
  動脈硬化，血管内皮細胞からのNO産生の減少，後負荷の増加

呼吸器系
  Closing capacityの増加，FEV_1，Pa_{O_2}の低下
  胸郭の弾力性の低下，肺活量の減少，残気量の増加

腎機能
  加齢に伴う糸球体硬化症でGFRが1ml/min per yearの割合で低下
  脱水，容量負荷への適応が減少

消化管
  神経筋機能の低下：輪状喉頭筋の不全による誤嚥，下部食道括約筋の機能低下による逆流
  管壁の構造変化：絨毛高の減少による吸収面積の減少

肝機能
  年齢に伴い容量が減少するが，包合，排泄能に変化はない
  凝固因子の合成は低下するが凝固能に影響するには至らない

内分泌，免疫能
  閉経後の急速な骨量の減少（osteoporosis），動脈硬化（estrogenを介したCa代謝の変化）
  耐糖能の低下（インスリン抵抗性の増加による）
  交感神経反射の低下
  侵襲に対する炎症性サイトカインの分泌亢進

神経系
  脳皮質の萎縮，大脳半球の容量減少，
  前庭三半規管の繊毛細胞の減少による前庭反射の退行
  圧受容器反射の減退，起立性循環動態の変動への耐性減少

(Aalami OO, Fang TD, Song HM, et al. Physiological features of aging persons. Arch Surg 2003；138：1068-1076.より引用[1])

齢が慎重な対処を必要とした。

　軽度頭部外傷の定義は必ずしも一定していないが，概略以下のように定義できる．頭部打撲により短期間の意識消失あるいは健忘があってもよいが，救急部受診時には意識清明であり，神経学的な異常がないこと（Glasgow Coma Scale 14点を含める場合もある）[2～4]．これら軽度頭部外傷患者に対して頭部CT-scanをどのような基準で行うべきか，またCT検査の結果により異常がどの程度に検出される可能性があるかは，日常臨床上の切実な問題である．Ibanezら[4]は以下に述べる5つの臨床症状，3つの医学的現症はそれぞれ独立した頭蓋内病変存在の危険因子であることを多数例の解析から報告している．前者が①Glasgow Coma Scaleの得点が14点，②頭痛，③嘔吐，④頭蓋底骨折の症状，⑤頭部以外に外傷があること，であり，後者が①凝固障害，②水頭症に対してシャントが造設してあること，③年齢が65歳以上であること，をあげている．また，Haydelら[2]は，CTを行うべき場合として，①頭痛，②嘔吐，③60歳以上，④薬物あるいはアルコール摂取，⑤短期間の記憶喪失，⑥鎖骨より上の外傷がある場合，⑦痙攣，をあげている．軽度頭部外傷（1,101症例）に対してCTにより検出された頭蓋内疾患（83症例）は，①クモ膜下出血（50.6％），②脳挫傷（41.0％），③急性硬膜下血腫（38.6％），④硬膜上血腫（8.4％），⑤気脳室（8.4％），⑥脳室内出血（7.2％）であった[1]．取り上げた症例は，頭部打撲による症状はないが，年齢が88歳であり，顔面の打撲傷と手関節の骨折が疑われたため，頭部CTの適応であり，脳室内出血が検出された．

知識の整理のための設問

(1) 外傷患者に対するprimary surveyを説明してください．
(2) 多発外傷を定義してください．
(3) 軽度頭部外傷を定義してください．
(4) 高齢者外傷患者ではどのようなgoal-directed therapyが推奨されているか述べてください．

【文　献】

1) Aalami OO, Fang TD, Song HM, et al. Physiological features of aging persons. Arch Surg 2003 ; 138 : 1068-1076.
2) Haydel MJ, Preston CA, Mills TJ, et al. Indications for computed tomography in patients with minor head injury. N Engl J Med 2000 ; 343 : 100-105.

3) Victorino GP, Chong TJ, Pal JD. Trauma in the elderly patients. Arch Surg 2003 ; 138 : 1093-1098.
4) Ibanez J, Arikan F, Pedraza S, et al. Reliability of clinical guidelines in the detection of patients at risk following mild head injury: results of a prospective study. J Neurogurg 2004 ; 100 : 825-834.
5) Geijerstam J-La, Britton M, Marke L-A. Mild head injury: observation or computed tomography? Economic aspects by literature review and decision analysis. Emerg Med J 2004 ; 21 : 54-58.

知識の整理のための設問の回答

(1) 外傷患者治療の標準化として提唱されています。
　　A：airway,　　気道確保と頸椎保護，100％酸素の投与
　　B：breathing,　呼吸状態の観察と致命的な胸部外傷の処置
　　C：circulation,　循環維持と止血，低血圧の原因の鑑別，出血の場合は乳酸リンゲル液2lの急速輸液
　　D：disability,　中枢神経系障害の評価，Glasgow Coma Scaleでいくつか，瞳孔所見は，四肢麻痺はないか
　　E：exposure,　着衣の裁断，全身を見落としなく観察すると同時に体温維持

(2) 身体を①頭頸部，②顔面，③胸部，④腹部，⑤四肢・骨盤，⑥体表面，の6部分に分割して考え，それぞれの部位での外傷の重症度をscore 1-5の5段階に分けて評価するのがAbbreviated Injury Score（AIS）です。損傷がこうして分割した身体各部位の2ヶ所以上に同時に，AISで3以上の重症度で受傷した場合を多発外傷と定義します。しかし，単に重症外傷を多発外傷と呼ぶ場合もあります。Committee on all aspects of automotive safety ; Rating the severity of tissue damage ; The abbreviated scale. JAMA 1971 ; 215 : 277-280.を参照してください。

(3) 頭部打撲による短期間の意識消失あるいは健忘の有無にかかわらず，救急部受診時にはGlasgow Coma Scale 15（14点を含む場合もある）であり，神経学的な異常がない場合と，一般的に定義されています。

(4) 高齢者が重度外傷を受傷した場合は，早期に集中治療部に収容し，侵襲的なモニターを行い，生理学的パラメーターを一定以上に保つことが予後改善につながります。Victorinoら[3]は高齢者の外傷で低血圧を示す症例に対しては積極的に肺動脈カテーテルを使用して，心係数を4l/min per square meter，酸素消費量を170ml/min per square meter以上に維持することを推奨しています。

(今井　孝祐，脇本　浩明)

血糖値コントロールの重傷病態での役割

　ベルギーのBergheら[1]は，2001年に重要な論文をN Engl J Med誌上に発表した。彼らは外科系集中治療部に入室してくる患者を2群に分け，"conventional treatment"群においては血糖値が210mg/dlを超えるとインシュリン（insulin）の投与を開始し血糖値を180-210mg/dlに保った。一方"intensive treatment"群においては血糖値が110mg/dlを超えたらインシュリンの投与を開始し，血糖値を厳密に80-110mg/dlに保った。この血糖値コントロールは集中治療部での治療を必要とする期間のみであり，一般病棟に帰室してからは従来の治療法に従った。この結果は"intensive treatment"群において（集中治療部，院内での）死亡率が有意に低下したこと，特に集中治療を5日以上必要とした群において顕著であった（死亡数，率：49/243, 20.2％ vs. 22/208, 10.6％, P = 0.005）。Intensive insulin treatmentの効果は死亡率のみでなく，臓器不全，感染症などの発症率の減少をも招くという驚くべきものであった。

　高血糖は血管系に重篤な影響を及ぼし臓器障害を来すことはよく知られている。糖尿病での3大病変；腎障害（nephropathy），網膜障害（retinopathy），神経障害（neuropathy）はあまりに有名である。しかし，これらの病態が問題になるのは，年余にわたる高血糖の結果である。従前糖尿病の既往がない者でも，重篤な侵襲を受けると高血糖を示すsurgical diabetesはよく知られた現象であり，侵襲に対する生体の正常な適応反応と考えられてきた。高血糖は，インシュリン非依存性に糖を利用する免疫応答細胞や肝細胞に，エネルギー基質を供給する合目的な反応と考えられてきた。頭部外傷，心筋梗塞で高血糖が悪影響を及ぼすことは注目されていたが，病態が重篤な期間に血糖値を正常値に保つことが生存率，有病率に影響を及ぼすとは予想外であった。なぜ，集中治療部で治療中というcriticalではあるが短期間の血糖コントロールで生存率が上昇するのであろうか。重症病態でカロリーを一定の基準で投与している状態で血糖値を110-80mg/dlに保つためには，相当量のインシュリン投与を必要とする。投与したインシュリンの大量が好結果をもたらすのか，あるいは正常血糖値を維持したことが好結果をもたらしたのか，多変量解析での解析結果は投与したインシュリン量自体よりも正常血糖値を維持した結果であった[2]。

　高血糖は細胞内でsuperoxideの過剰産生を起こすことが知られている。Vanhorebeckら[3]は"intensive treatment"群，"conventional treatment"群の死亡者から採取しておいた肝，骨格筋の切片からそれぞれの細胞のミトコンドリアの機能，形態を比較した。"Conventional treatment"群ではミトコンドリアの膨化とクリスタの不整，マトリックスの電子密度の低下がみられ，電子伝達系のcomplex I, IVの活性低下が明らかであった。これに反して"intensive treatment"群ではミトコンドリアの機能と形態が保たれていた。高血糖で細胞内

のreactive oxygen speciesが増加した結果であることを推測させるものである。

　高血糖が血管系に作用して3大病変を起こすことから，血管内皮への影響をLangoucheら[4]は検討した。ICAM-1，E-selectinの血中レベルが"intensive treatment"群で低く，血管内皮の活性化の程度がおさえられていた。"Conventional treatment"群でNF-κBが活性化されiNOSが誘導され，NOの産生が亢進しているのに反し，"intensive treatment"群ではこの反応がおさえられることを示している。これらの機序はいずれも重症病態での高血糖に特徴的なものではないと考えられ，重症病態での"intensive treatment"が，救命的に働く機序を説明するにはなお不十分と考えられる。集中治療部での血糖コントロールが臨床的に優れた効果があることは確実と考えられ，その機序の一層の解明は多くの示唆を与えてくれるであろうことが期待される。

【文　献】

1) Berghe GVD, Wouters P, Weekers F, et al. Intensive insulin therapy in critically ill patients. N Engl J Med 2001 ; 345 : 1359-1367.
2) Berghe GVD, Wouters P, Bouillon R, et al. Outcome benefit of intensive insulin therapy in the critically ill : Insulin dose versus glycemic control. Crit Care Med 2003 ; 31 : 359-366.
3) Vanhorebeck I, Vos RD, Mesotten D, et al. Protection of hepatocyte mitochondrial ultrastructure and function by strict blood glucose control with insulin in critically ill patients. Lancet 2005 ; 365 : 53-59.
4) Langouche L, Vanhorebeek I, Vlasselaers D, et al. Intensive insulin therapy protects the endothelium of critically ill patients. J Clin Invest 2005 ; 115 : 2277-2286.

（今井　孝祐）

CASE 7

57歳の男性
突然の強い右側腹部痛と嘔吐，下痢がある

仕事中（事務職）に右側腹部痛，嘔吐，下痢が昼ごろより突然に起こり，会社内で横になって休んでいたが軽快せず，救急車を要請した。

1　救急隊，家族，本人に電話で何を確認？

❶ 救急隊到着時の vital signs ▶ 意識：清明，血圧：130/80mmHg，脈拍：78/min，体温：37.3℃，呼吸数：24/min，Sp_{O2}：100％

❷ 主訴は何か？ ▶ 腹痛，下痢，嘔吐

❸ いつ始まったか？ ▶ 3時間ほど前に突然に

❹ 持続時間，増悪／軽快？ ▶ 3時間経過しても軽快せず

❺ 随伴症状はあるか？ ▶ 発汗顕著

❻ 救急隊への指示は何か？ ▶ 速やかに搬送

2　救急部到着時の緊急対応は？

① 最初に vital signs をとり，緊急の生命維持，蘇生処置の必要性を判断

16時30分救急部に搬送されてくる。

意識：清明，血圧：170/102mmHg，脈拍：73/min，体温：36.9℃，Sp_{O2}：99％

vital signs は安定しており緊急蘇生措置は必要ないが，腹痛が強く苦悶状であり，緊急の対応が必要である。

② 現症，既往歴を聞きながら理学所見をとる

昨晩ウーロンハイとイカ刺身を食べて1時間後より，腹痛，下痢，嘔吐が出現したが，正露丸内服にて軽快した。本日昼ごろより同様な症状が出現，腹痛が強くて安静にしていても軽快しないため，同僚が救急車を要請してくれた。

腹痛のため苦悶様の表情であり，全身に発汗著名，悪寒があり四肢に冷感がある。腹痛は増悪軽快を繰り返しており，楽な体位を探してベッドの上で頻回に体位を変えていた。HEENT（head, ears, eyes, nose, throat）に特別な所見なく，胸部でも心音，呼吸音に異常ない。右側腹部に自発痛顕著，圧痛がある。背部叩打痛はない。腹部は軽度膨満しており，グル音は減弱しているが，筋性防御は認めない。神経学的に特別な異常所

見はない。既往に特別な疾患はない。

③ 緊急検査をどのように進めるか

　腹痛，下痢からは食中毒，細菌感染による腸炎を考えるが，痛みが間歇的に強くなる持続痛であること，腹部理学所見に乏しい点から尿路系の結石も疑われる。血液検査にて炎症所見の有無，膵炎や代謝異常の所見の有無を検索し，尿検査にて血尿・炎症所見の有無を確認する。つづいて腹部単純X線を撮影し，イレウス像や尿管結石の有無を検索することとする。

　緊急血液検査結果：WBC 12,800/μl，RBC 5,000,000/μl，Hb 16.6g/dl，Ht 46.7%，Plt 294,000/μl，total protein 8.1g/dl，albumin 4.6g/dl，BUN 22.0mg/dl，creatinine 1.08mg/dl，Na 142mEq/l，K 4.1mEq/l，Cl 104mEq/l，Ca 10.4mg/l，AST 24IU/l，ALT 26IU/l，total bilirubin 0.8mg/dl，glucose 135mg/dl，amylase 69IU/l，CRP 0.1mg/dl，Troponin-I＜0.04ng/ml，CK-MB 0.7ng/ml

　白血球増多を認める以外に特に炎症所見も顕著でなく，やや脱水傾向を伺わせる以外に臓器機能に異常を認めない。

　単純腹部X線撮影：イレウス像，結石，腹腔内遊離ガスを認めない。

　この時点で，尿路系の結石が示唆されるため，尿検査で潜血の有無の検索を試みるが自尿が得られず，導尿して得られた尿は潜血反応強陽性（dipstick positive）であった。

3　最も考え得る診断は？

! 尿管結石

　間歇的に強くなる右側腹部痛であること，強い痛みの割に腹部理学所見に乏しいこと，尿潜血陽性であることは尿管結石症状と合致する。ただし，下痢を伴うこと，腰背部叩打痛がないことを考えると，なんらかの消化管疾患も完全には否定できない。

4　さらにどのように検査を進めるか？

　腹部超音波検査および造影CTを施行する。

5 治療に対する反応は？

　救急部での治療は，適切な水分補給を点滴投与で行うことと，診断におおよその見通しのついた状態で，疼痛の軽減を行うことである．本症例では脱水傾向にあったので細胞外液補充液の点滴投与を行うと同時に，非ステロイド性抗炎症薬（nonsteroidal anti-inflammatory drugs：NSAIDs）の投与ジィクロフェナッククナトリウム（diclofenac sodium），ボルタレン® 50mgの経直腸投与，臭化ブチルスコパラミン（scopolamine butylbromide）ブスコパン® 10mgの点滴投与，ペンタゾシン（petazocine）15mg ivにて疼痛をコントロールできた．

6 帰宅，入院，専門診療科への consultation ？

　超音波検査，造影CTを行ったのち，泌尿器科にconsultationした．超音波検査で右腎盂の拡大像が認められ，造影CTで右尿管口付近に2mm大の結石が認められた（図1）．KUB（kidney, ureter, bladder）X線撮影を追加し，右腎盂の拡大と造影剤排泄遅延が認められ（図2），右尿管結石の確定診断がついた．結石の位置，大きさから自然排石が期待できると判断．疼痛コントロールを行いながら泌尿器科外来で経過観察することとし，救急部来室4時間後に帰宅を許可した．

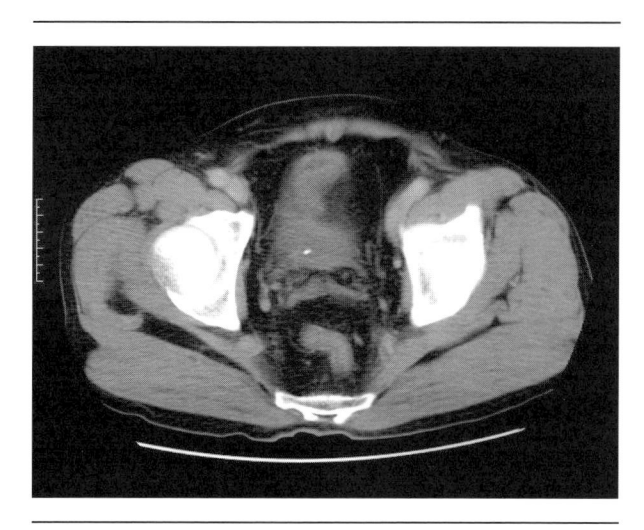

図1　造影CT像
右尿管口付近に結石像が認められる．

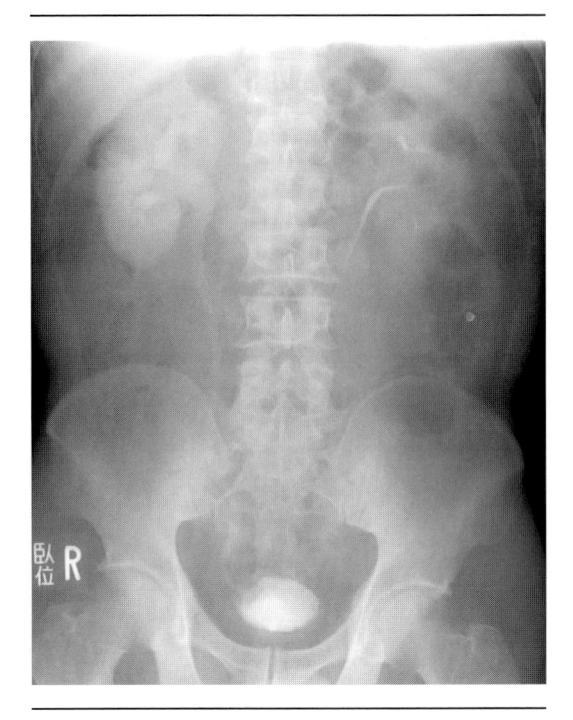

図2 造影CT後の造影剤排泄によるKUB X線写真
右腎臓からの造影剤排泄遅延と，右腎盂・尿管の拡大が認められる。

7 病態生理

　尿路結石症に関して，1995年調査時の日本人生涯罹患率は男性9.0％，女性3.8％，つまり男性11名に1名，女性26名に1名が一生の間に一度は尿路結石症に罹患する計算になる[1]。年齢と観察期間が増すに従い，再発は当然増加する。最初の結石発作後4年以内が再発の危険性が最も高い。55％は一生涯1回の再発のみ，20％は3回以上の再発がみられる[2]。

　突然に発症する強い側腹腰背部痛のため，尿路結石患者の多くは救急部に搬送されてくる。強い疼痛は尿路通過障害によって腎盂内圧が急上昇し，腎被膜が伸展されることによって起こり，腎で形成された結石が尿管を移動する際の機械的刺激により放散痛が移動し，肉眼的もしくは顕微鏡的血尿を来す。上部尿路結石の成分としては蓚酸カルシウム（calcium oxalate），リン酸カルシウム（calcium phosphate）といったカルシウム結石が75-85％を占める[3]。

　結石が形成されやすい基礎疾患としては，遺伝性疾患（シスチン尿症や腎尿細管性アシドーシスの一部，原発性高蓚酸尿症など），痛風（高尿酸血症，高尿酸尿症），上皮小

体（副甲状腺）機能亢進症に伴う高カルシウム血症，低クエン酸尿，尿路感染症などであるが，実際は血液・尿検査で異常所見が認められない患者も多い。

　腎は血液中の不要物を排泄すると同時に水分の保持を行う。カルシウムなどは水溶性の結合物として排泄されるが，水分再吸収に伴う濃縮により，溶解度限界の飽和状態（supersaturation）となる。この飽和状態に代謝異常などなんらかの新たな要因が加わると結晶が形成されやすくなる。さらに尿中にはカルシウム塩の結晶形成を阻害する因子crystal inhibitor（クエン酸，ピロリン酸，グリコサミノグリカン，nephrocalcin，Tamm-Horsfall proteinほか）が存在している。過量に塩が排泄されること，結晶形成阻害因子が減少すること，この2つがthe saturation and crystal inhibitor theoriesとして提唱されてきたが，いまだ未解明な点が多い[4]。

診断のポイント

　痛みの性質に特徴があり，強い側腹部痛，腰背部痛（colic pain）が突然に起こり，強弱を繰り返すが常に相当程度の疼痛が持続する。患側の腰背部に叩打痛を認める。就寝中に起こることも多い。激痛のために発汗が顕著であり，頻脈，頻呼吸である。また，楽な姿勢を求めてベッドの上を転々とする。結石の移動に伴い，下腹部，陰嚢や会陰部に痛みが放散する。腎被膜と消化管の内蔵神経支配が共通するため，嘔気，嘔吐が起こり，急性腹症と症状が重なることがある[5]。

　この患者の場合，下痢を伴ったこと・叩打痛を伴わなかったことは非定型的といえるが，上部尿路結石の症状であったとしてもおかしくはない。疫学的には30-50歳代をピークとする男性に多く，男女比は3：1である。

　図3に示すアルゴリズムに従い検索を進める。

　臨床徴候から尿管結石が疑われる時は，まず超音波検査を行い，水腎症（腎盂・尿管の拡張）の有無を確認する。尿管結石の疝痛発作時には，水腎症の所見がたいてい認められる。左右の腎を比較することがポイントである。膀胱うらに膀胱内へ排石する直前の結石像を認めることもある。その場合，患者は頻尿や残尿感といった膀胱刺激症状を訴えることがある。

　続いて血液の生化学検査一般を行うとともに，尿検査を行う。肉眼的血尿あるいは潜血反応陽性であれば尿路結石の可能性が高くなるが，潜血反応陰性でも否定はできない。本例では導尿を行っているが，男性患者の場合，導尿する際に前立腺部尿道で出血しやすいので潜血反応が陽性になる可能性がある。疝痛発作時の採血データでは，激痛に反応してWBCの軽度上昇がみられることがあるが，多くの場合CRPは陰性である。微熱

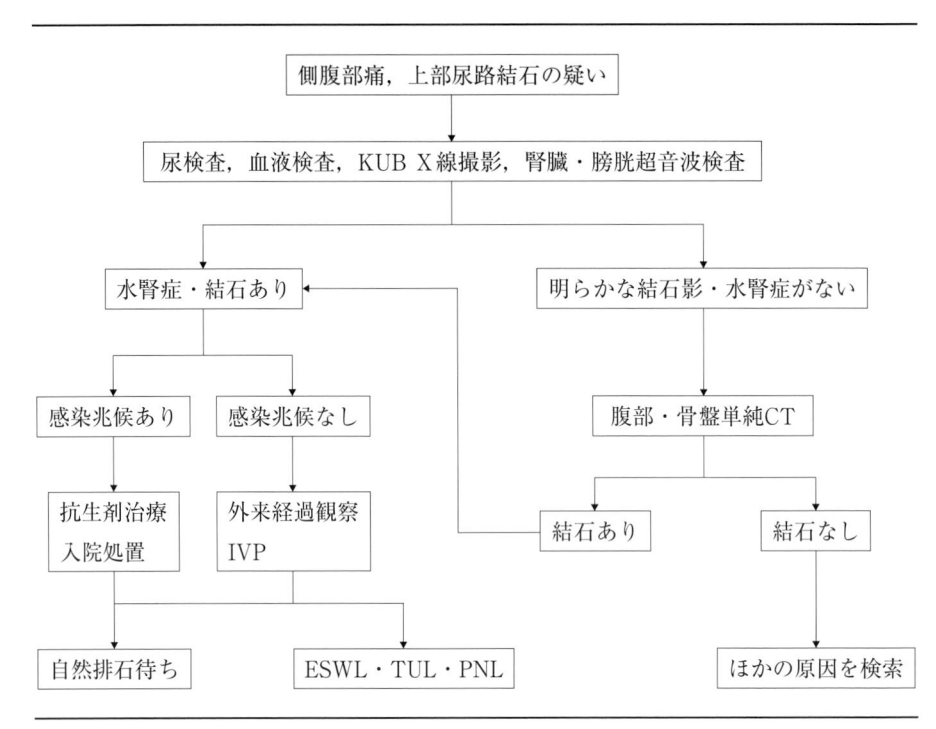

図3 急性側腹部痛の診断アルゴリズム

KUB ： kidney, ureter, bladder rentogengrapy
IVP ： intravenous pyeloureterograpy
ESWL： extracorporeal shock wave lithotripsy
TUL ： transurethral ureterolithotripsy
PNL ： percutaneous nephrolithotripsy

がみられることもあるが，WBC・CRPともに上昇し，高熱も認められる場合は腎盂腎炎を併発している可能性があるので注意が必要である．血清クレアチニン値を測定し，腎機能低下の有無も確認しておく．反対側の腎機能が正常であれば，多くの場合血清Crの上昇は認めない．

さらにKUB X線撮影で結石陰影の有無を確認する．教科書的には尿酸結石はX線透過性が高く，単純X線撮影では見えにくいとされるが，ほかの成分の結石でも腹部ガス像などの影響で，単純X線撮影で見つからないことも多い．時々骨盤内に円形の尿管結石類似影を認めることがあるが，輪郭のきれいに整った正円形の石灰化像は静脈石である．

臨床症状，血液検査，尿検査，超音波検査，KUB X線撮影を組み合わせることにより，多くは診断可能であるが，それでも診断がつかず，痛みの軽快も得られないような場合には，単純CT検査を施行する．単純CT検査での尿路結石の診断率は高い[6]．静

脈性腎盂尿管造影検査（intravenous pyeloureterography：IVP）は，通常，後日泌尿器科外来受診した際に行うが，診断に苦慮する場合には緊急でIVP検査を行うこともある。その際には，喘息や造影剤アレルギーの既往について問診する必要がある。本症例ではCT検査の際に造影剤を使用したので，その後にKUB X線撮影することによりIVPの代替とした。単純CT検査とIVPの結果により確定診断は可能であり，尿路結石症が否定されればほかの原因を検索する。

鑑別診断

急性腹痛疾患と鑑別しなければならない。虫垂炎，憩室炎，イレウス，胆石，胃潰瘍，胃腸炎，腹部大動脈瘤，腎動脈血栓症，（女性にあっては以下が加わる）子宮外妊娠，卵管炎，卵巣軸捻転。

治療の原則

まずは痛みの管理が重要であり，"治療に対する反応は？"の項で述べたように十分量の鎮痛薬を使用する。第一選択は非ステロイド性消炎鎮痛薬坐剤（インダシン® 50mgもしくはボルタレン® 50mg。25mgでは不十分であることが多い）である。ただしアスピリン喘息患者には重篤な発作を引き起こす可能性があるので禁忌である。坐剤の効果が弱いときは，非麻薬性鎮痛薬のペンタジンの筋注もしくは点滴静注を併用する。鎮痛鎮痙剤（ブスコパン®，コスパノン®）は鎮痛効果の維持には有効であるが，単独の使用では十分な鎮痛効果は得られない。

尿路閉塞により腎盂腎炎を併発している場合には，抗生物質による化学療法と，尿管ステント留置あるいは経皮的腎瘻造設による尿路閉塞の解除が必要となるため，速やかに泌尿器科へconsultationすべきである。処置が遅れれば敗血症性ショックに陥ることもあるので，著明な炎症所見と発熱が見られる場合は要注意である。

鎮痛効果が得られたあとは，結石を排泄させることを治療の目的とする。長径5mm以内の結石は自然排泄を期待して経過を観察するのが原則であるが，6×10mm以上の結石は一般に排石が困難であり，体外衝撃波砕石術（extracorporeal shock wave lithotripsy：ESWL）の適応を検討する。ESWL単独で砕石が困難な場合，経尿道的尿管砕石術（transurethral ureterolithotripsy：TUL）もしくは経皮的腎砕石術（percutaneous nephrolithotripsy：PNL）の併用を検討する。これらESWLおよび内視鏡手術（endourology）の進歩により，現在，開放手術は第一選択ではない。

排石された結石は破棄せずに成分分析を行う。結石成分にもとづいて，再発予防のた

めの食事指導・薬物治療を行う。食事に関しては，十分な水分補給（水道水・麦茶が良い）と，バランスのとれた食事を心がけるように指導することが基本である。薬物治療としては，クエン酸製剤（ウラリット®錠，ウラリット-U®）による尿アルカリ化や，アロプリノール（アロシトール®錠，ザイロリック®錠，サロベール®錠ほか）による高尿酸血症の改善，サイアザイド系薬剤（フルイトラン®錠，ダイクロトライド®錠ほか）による高Ca尿症の改善が試みられる。シスチン結石に対してはチオプロニン（チオラ®）の投与が行われる。酸化マグネシウムは蓚酸カルシウム結石の発生予防として，効能・効果に記載のある唯一の薬剤であるが，いまだその見解は分かれる[7]。

泌尿器科専門医からのアドバイス

　上部尿路（腎盂・尿管）結石患者はこの数年間だけを振り返ってみても着実に増加している印象です。皆さんも救急外来当直をしていれば，一晩に一人くらいは必ず救急車で運ばれてくるのではないでしょうか？尿路結石が形成されるメカニズムはいまだ未解明な部分が多いですが，偏った栄養バランスと不規則な食事時間が寄与していることは間違いありません。再発率も非常に高く，医療費削減という面からも一般市民への予防教育を本格的に行わなければいけない状況といえるでしょう。

　私たち泌尿器科医が上部尿路結石患者を診断するために参考にしている必要最低限の所見はなんだと思いますか？痛みの所見（腰背部の叩打痛など）と超音波検査での水腎症の有無です。激痛のわりに水腎症の所見がない場合，泌尿器科医は本当にこの患者が上部尿路結石かどうか疑念を抱きつつ，採血・検尿所見を確認し，KUB X線を読影します。痛みがいっこうにおさまらず，これらの検査結果では判断できないという場合には，単純CT検査あるいはIVP検査をオーダーします。腎臓の超音波検査は，プローブを腰部に当てるだけで必ず腎臓を描出できますし，水腎症の有無は左右の程度を比べれば判断できると思いますので，慣れていないからと遠慮せず皆さんもトライしてみてください。

　鎮痛に関しても，泌尿器科医のfirst choiceはNSAIDsの50mg坐剤です。坐剤を使わずにペンタジンとブスコパンの筋注のみを指示している他科医師をよくお見受けしますが，NSAIDsの禁忌ではない限り，50mg坐剤がfirst choiceです。

　38℃を超えるような発熱がある場合は，腎盂腎炎を併発している可能性がありますので要注意です。至急泌尿器科医にconsultationしてください。

（高沢　亮治）

知識の整理のための設問

(1) 尿管結石の疼痛の臨床的特徴を述べてください。
(2) 強い側腹背部痛を訴え，尿路結石の疑いが強い患者の診断の進め方を述べてください。
(3) 腎臓で結石が形成される病態生理を説明してください。
(4) 結石の治療法を述べてください。

【文　献】

1) Yoshida O, Terai A, Ohkawa T, et al. National trend of the incidence of urolithiasis in Japan from 1965 to 1995. Kidney Int 1999 ; 56 : 1899-1904.
2) Strohmaier WL. Course of calcium stone disease without treatment. What can we expect ? Eur Urol 2000 ; 37 : 339-344.
3) Terai A, Yoshida O. Epidemiology of urolithiasis in Japan. In: Akimoto M, Higashihara E, Orikasa S, et al, editor. Recent Advances in Treatment of Urolithiasis. Recent Advances in Endourology Vol. 3. Tokyo : Springer-Verlag ; 2001. p.23-36.
4) Menon M, Resnick MI. Urinary lithiasis. etiology, diagnosis, and medical management. In : Walsh PC, Retik AB, Vaughan Jr ED, et al, editor. Campbell's Urology. 8th ed. Philadelphia ; Saunders ; 2002. p. 3229-3305.
5) Teichman JM. Acute renal colic from ureteral calculus. N Engl J Med 2004 ; 350 : 684-693.
6) Heidenreich A, Desgrandschamps F, Terrier F. Modern approach of daiganosis and management of acute flank pain : Review of all imaging modalities. European Urology 2002 ; 41 : 351-361.
7) 尿路結石症診療ガイドライン．日本泌尿器科学会，日本 Endourology・ESWL 学会，日本尿路結石学会編．東京：金原出版；2002．

知識の整理のための設問の回答

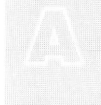

(1) 突然に起こる強い側腹部痛，腰背部痛（colic pain）であり，強弱を繰り返すが常に相当程度の疼痛が持続します。患側の腰背部に叩打痛を認める。そのために発汗が顕著であり，多くは頻脈，頻呼吸を示します。また，楽な姿勢を求めてベッドの上を転々としますが，楽な姿勢を見いだせないのが普通です。結石の移動に伴い，下腹部，陰嚢や会陰部に痛みが放散します。痛みの強いことが特徴であり，自動車を運転中に疼痛発作が起こり，一瞬痛みのため意識が遠くなり交通事故を起こしてしまった症例を経験しております。

（2）図3に示したアルゴリズムを再確認ください。

　　血液検査，尿検査，超音波検査とKUB X線撮影を組み合わせることで多くは診断可能です。これらの検査で診断がつかない場合は単純CTあるいはIVP検査で検索を行います。それでも結石陰影が認められない場合にはほかの腹痛の原因を検索すべきです。尿路結石と診断され，腎盂腎炎などの感染兆候がなければ，NSAIDs坐剤を第一選択とする鎮痛処置を行い，後日泌尿器科にて精査・治療を行います。

（3）The saturation and crystal inhibitor theoriesです。腎は血液中の不要物を排泄すると同時に水分の保持を行います。カルシウムなどは水溶性の結合物として排泄されますが，水分再吸収に伴う濃縮により，溶解度限界の飽和状態（supersaturation）となります。この飽和状態に代謝異常などなんらかの新たな要因が加わると結晶が形成されやすくなります。さらに尿中にはカルシウム塩の結晶形成を阻害する因子crystal inhibitor（クエン酸，ピロリン酸，グリコサミノグリカン，nephrocalcin，Tamm-Horsfall proteinほか）が存在しています。過量に塩が排泄されること，結晶形成阻害因子が減少すること，この2つが主なメカニズムとされています。

（4）自然排泄を待つのが原則ですが，自然排石困難な症例（一般に長径6×10mm以上の結石）は，体外衝撃波砕石術（extracorporeal shock wave lithotripsy：ESWL）の適応が検討されます。ESWL単独で砕石が困難な場合，経尿道的尿管砕石術（transurethral ureterolithotripsy：TUL）もしくは経皮的腎砕石術（percutaneous nephrolithotripsy：PNL）の併用を検討します。ただし腎盂腎炎を併発している場合は，速やかに抗生物質による化学療法と尿路閉塞を解除するための処置（尿管ステント留置あるいは経皮的腎瘻造設）が必要です。

（今井　孝祐，高沢　亮治）

CASE 8

28歳の女性
勤務中に立ちくらみを訴え, うつろな表情, 返事をしない

会社で普通に勤務していた。洗面室に行ってきた後立ちくらみを訴え, 椅子に座ったがまっすぐに腰掛けていられず, 机の上にもたれかかって上半身を倒し, 声かけに反応するが返事ができず, 発汗が著明。異常な様子に同僚が救急車を要請。

1　救急隊, 家族, 本人に電話で何を確認？

❶ 救急隊到着時のvital signs ▶ 意識：清明, 血圧：84/54mmHg, 脈拍：132/min, 不整なし, 体温：36.6℃, 呼吸数：24/min, Sp_{O2}：94％

❷ 主訴は何か？ ▶ 悪心と発汗

❸ いつ始まったか？ ▶ トイレから帰ってきて突然に

❹ 持続時間, 増悪／軽快？ ▶ 5分ほどで救急車を呼んだが増悪している

❺ 随伴症状はあるか？ ▶ 意識10-20

❻ 救急隊への指示は何か？ ▶ 酸素を投与しながら速やかに搬送

2　救急部到着時の緊急対応は？

① 最初にvital signsをとり, 緊急の生命維持, 蘇生処置の必要性を判断

　意識：20-30, 血圧：133/74mmHg, 脈拍：70/min, 体温：35.8℃, Sp_{O2}：100％, 全身の発汗

　瞳孔は左右等しく3mm, 対光反射は緩徐, 舌根の沈下はなく自発呼吸も十分であり特に気道の確保, 人工呼吸は必要ないが意識レベルが低下している。

② 現症, 既往歴を聞きながら理学所見をとる

　本人から訴えを聴取できないため, 会社の同僚から様子を聞き出す。普通に勤務していた（事務職）。トイレに行ってきた後, 立ちくらみを訴え, 椅子に座ったが右足の痛みとしびれがあるといい, 座っていることができずに机の上にもたれかかってしまい, 声をかけると眼を向けるが返事ができずに, 全身に発汗が著明。

　後頸部は柔らかく, 四肢の腱反射に左右差なく, 痛み刺激に反応がある。入室5分後に気持ちが悪いと発語があり, 同時に嘔吐（食物残査少量）しモニター上徐脈（pの消失, narrow QRSであるが不規則, 30/min, 記録とれず）となり, 急遽静脈路確保, 硫

酸アトロピン1mg ivにて100-110の洞性リズム（sinus rhythm）になるが，意識レベルJCS 100-200へ悪化。舌根沈下なく，呼吸状態よいためAmbu bag，挿管の用意をしてCTに急ぐ。途中で全身性の痙攣（20sec）を起こし，救急部に引き返しジアゼパム（diazepam）5mg iv，vital signsを確認後，ジアゼパムを静注できるように接続してCT検査に急行。

③ 緊急検査をどのように進めるか

突然発症の悪心と発汗，意識障害であり，脳血管障害がまず疑われる。緊急頭部CT scanが最優先する。これを安全に行うために，気道，静脈路の確保を行い，緊急事態に対処できる用意をしていく。

輸液ラインを確保する際の緊急血液検査結果：WBC 9,700/μl，RBC 3,980,000/μl，Hb 13.8g/dl，Ht 41.3％，Plt 268,000/μl，total protein 6.9g/dl，albumin 4.3g/dl，BUN 9.9mg/dl，creatinine 0.53mg/dl，Na 137mEq/l，K 2.9mEq/l，Cl 101mEq/l，AST 13IU/l，ALT 8IU/l，total bilirubin 0.5mg/dl，glucose 118mg/dl，CK 63IU/l，amylase 264IU/l，CRP＜0.1mg/dl，Troponin-I 0.07ng/ml，CK-MB 0.8ng/ml 特別に異常を認めない。

標準誘導心電図：洞性頻脈，特にST-Tの変化を認めなかった。

CT検査にてクモ膜下出血（SAH）の所見（**図1**）があり，救急部帰室時，脈拍：100-110/min，血圧：150/93mmHg，呼吸数：24/min，Sp$_{O2}$：98％，瞳孔：4mm左右差なく，対光反射緩徐，声かけにうなずきはある。

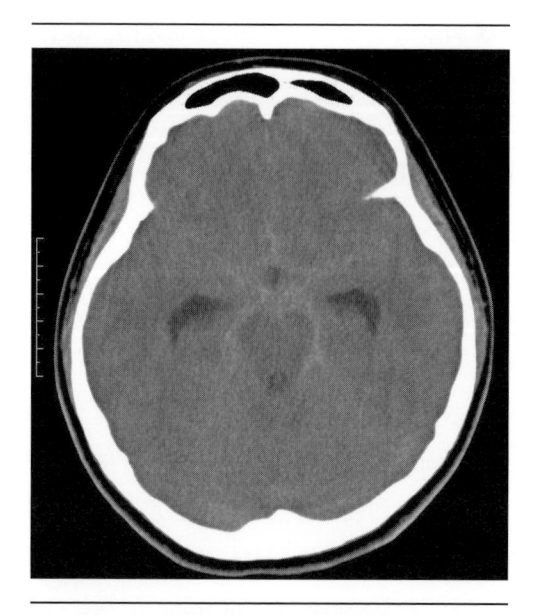

図1 救急部来室直後の緊急頭部CT像

3 最も考え得る診断は？

- クモ膜下出血（subarachnoid hemorrhage：SAH）

4 さらにどのように検査を進めるか？

クモ膜下出血の診断が画像的に明確になった段階で，vital signsの安定を図りつつ，刺激を可能な限りさけて脳神経外科をemergency call，動脈撮影にて動脈瘤の局在を検索する。

5 帰宅，入院，専門診療科へのconsultation？

脳動脈撮影にて椎骨動脈に動脈瘤が確認され，緊急手術となる。

6 病態生理

剖検あるいは血管造影による研究では，成人の2％は頭蓋内に動脈瘤をもっている。米国の報告では400万人が動脈瘤をもっており，そのうち25,000-30,000人が1年間に動脈瘤破裂を起こす。病院に生存して到達した者の死亡率は45％を超え，生存した者のうちの半数以上は神経学的に重大な後遺症を残す[1]。クモ膜下出血の患者の5-20％は同一疾患の家族歴をもっており，患者の一等親は脳動脈瘤破裂に関して3-7倍の危険率をもっている[2]。これらデータは先天性素因の関与を示唆するが，高血圧，喫煙，アルコール多飲が危険因子であることも証明されており，後天性に影響する要因が大きいことを示す[2]（表1）。

これら危険因子は，動脈分岐部位の前後の動脈壁内層（intimal layer）の肥厚（intimal pads）を来し，動脈瘤の原因となる[2]。好発部位は前交通動脈，内頸動脈後交通動脈分岐部，中大脳動脈分岐部である。非破裂の動脈瘤の多くは無症状である。

表1　クモ膜下出血の危険因子

臨床症状
　　頭痛の発症：突然，発症時が最大，雷が落ちたような頭痛
　　頭痛の程度：人生で最悪
　　頭痛の性状：最初に経験する頭痛，今までとは異なった独特な頭痛
　　関連した症状
　　　　　嘔吐
　　　　　意識消失
　　　　　複視
　　　　　痙攣
　　　　　神経学的局所症状
疫学的要素
　　喫煙
　　高血圧
　　飲酒（特に最近の痛飲後）
　　クモ膜下出血の家族歴，個人歴
　　囊胞腎
　　遺伝性結合織疾患
　　　　　Ehlers-Danlos syndrome（type Ⅳ）
　　　　　Pseudoxanthoma elasticum
　　　　　Fibromuscular dysplasia
　　その他
　　　　　sickle cell anemia
　　　　　alpha1-antitrypsin deficiency
理学所見
　　網膜，硝子体下出血
　　項部硬直
　　明確な神経学的所見（局所あるいは全身性）

(Edlow JA, Caplan LR. Avoiding pitfalls in the diagnosis of subarachnoid hemorrhage. N Engl J Med 2000 ; 342 : 29–36.より引用[3])

診断のポイント

急に発症する頭痛で救急部を受診する患者は，救急部受診患者の1-2％を占め，そのうちの1-4％はクモ膜下出血である[3]。典型的な症状は突然の頭痛（今までに経験したことのないひどい頭痛と表現する者が多い）が特徴である。クモ膜下出血による頭痛は秒の単位で起こり，いかに急激に頭痛が起こったかを聞き出すことが重要である。一過性の意識消失や四肢の異常な屈曲が頭痛に伴うこともあり，嘔吐が多くの場合引き続く。約半数において1時間以上持続する意識障害を起こす（unresponsiveness）[2]。また1-2％は急性昏迷状態で搬送されてき，その場合は頭痛の既往を欠くことが多い[2]。理学所見では，眼底出血，落ち着きのなさ，意識レベルの低下，局所神経症状，これらは典型的症状である（表2）。これらの典型的症状を示さない場合は診断が困難であり，最初の受診で一見軽症に見えるが正しくクモ膜下出血と診断された場合は91％で予後がよいが，正しく診断されなかった場合は53％が予後不良であり，救急部で迅速に正確な診断を下すことが予後に大きく影響する[3]。クモ膜下出血を見逃すのは ①臨床症状を適切に評価できなかったこと，②CTの限界を十分に理解できていないこと，③腰椎穿刺を施行しなかったか，正しく評価できなかったこと，これらが3大原因である（表3）。CT scanは診断の決め手であるが，CTにてhigh densityとして表現されるのはヘモグロビン濃度による。出血から時間が経過するに従ってCTの感度は低下する。臨床症状からクモ膜下出血が強く示唆されるがCT上陰性の場合，腰椎穿刺による脳脊髄液の検査が必須である。出血から12時間経過するとヘモグロビンの代謝産物であるビリルビン（bilirubin）に代謝され，黄色変性（xanthochromia）を呈することを分光光度計（spectrophotometry）で検出する。救急部で見逃さないこと，迅速に診断してABCの安定を図りつつ速やかに脳神経外科に手渡すことが必要である。

表2　クモ膜下出血の理学所見

所見	動脈瘤の局在
項部硬直	局在なし
意識低下	局在なし
乳頭浮腫	局在なし
網膜出血	局在なし
第Ⅲ神経麻痺	後交通動脈
第Ⅵ神経麻痺	後頭蓋窩
両側下肢の脱力，動かせない	前交通動脈
眼振，手足の運動失調	後頭蓋窩
失語，半身麻痺，左側視野欠損	中大脳動脈

(Edlow JA, Caplan LR. Avoiding pitfalls in the diagnosis of subarachnoid hemorrhage. N Engl J Med 2000 ; 342 : 29-36.より引用[3])

表3　クモ膜下出血の誤診断の原因

クモ膜下出血の示す症状の誤評価
　　警戒すべき頭痛（ひどい，突然，経験したことのない頭痛）を誤評価
　　頭痛が自然にあるいは非麻薬性鎮痛薬で改善することを誤評価
　　以下の疾患の示す典型的な症状を過大評価して誤診断をする
　　　　　ウィルス性の症状，ウィルス性髄膜炎，胃腸炎
　　　　　偏頭痛あるいは緊張性頭痛
　　　　　副鼻腔炎関連頭痛
　　　　　頸部痛（まれに背部痛）
　　　　　精神医学的異常
　　二次的に起こった頭部外傷に焦点を置く（意識消失発作による外傷）
　　心電図の異常に焦点を置く
　　高血圧に焦点を置く
　　非破裂の動脈瘤の示す症状に関する知識の欠如
CTによる診断の限界を理解していないことによる見逃し
　　頭痛が発症した時間とCT scan実施の時間間隔が開くに従う感度の低下
　　少量の出血の場合偽陰性を示すことを認識していない
　　読影力（経験を積んだ読影専門家がいるか）
　　技術的要因（スライスが脳底部で厚すぎる，患者が動いてしまった）
　　出血した血液のヘマトクリットが30％以下の場合は偽陰性を示す
腰椎穿刺を行わなかった，あるいは脳脊髄液の性状の誤評価
　　CTの結果が陰性，疑陽性，典型的でない患者に腰椎穿刺を行わない
　　出血後短時間（12時間以内），長時間（2週間以上）で黄色変性
　　（xanthochromia）陰性
　　分光光度計での評価が必要，肉眼的観察はあてにならない
　　脊髄腔穿刺の際の出血（traumatic tap）とクモ膜下出血の鑑別の失敗

（Edlow JA, Caplan LR. Avoiding pitfalls in the diagnosis of subarachnoid hemorrhage. N Engl J Med 2000 ; 342 : 29-36.より引用[3]）

鑑別診断

　破裂していない動脈瘤の急激な膨隆・解離・血栓，脳静脈洞血栓，偏頭痛，緊張性頭痛，群発頭痛，細菌性髄膜炎，ウィルス性髄膜炎，脳腫瘍，側頭動脈炎，高血圧性脳症，これらの頭痛が鑑別を要する。クモ膜下出血は必ずしも典型的な頭痛で搬送されてくるとは限らず，意識消失，意識混濁，心肺停止まで起こしてくることがある。

治療の原則

　意識レベルに応じた気道の確保，特に嘔吐が頻発するので気道の維持に留意し，必要に応じて人工呼吸を行う。高血圧を示すことが多く，動脈瘤の処置ができるまでは再出血の危険を避けるために血圧を正常値に保つ（nicardipine hydrochloride：Perdipineの持続微量投与をわれわれは汎用している）。動脈瘤の破裂に伴う痙攣はまれではあるが，抗痙攣薬を用意しておく。CT検査に急ぎ，診断がついた段階で鎮静薬を投与し，刺激を避け，脳動脈撮影により決定した治療方針により，neurointerventional radiologistによるコイルによる塞栓治療，あるいは脳神経外科医による開頭クリッピング術を行う。Endovascular coilingが開頭術によるクリッピングより生存率が優れているとの報告[4]があるが，施設の特性，脳動脈瘤の性状により選択肢が異なる。クリッピングあるいはコイリングの後，脳動脈攣縮を防ぐためにtriple H（hypertension, hypervolemia, hemodilution）療法と，血管拡張薬（fasudil hydrochloride：Erilミオシン軽鎖のリン酸化を阻害し血管を拡張する）の投与を行う。（カルシウム拮抗薬nimodipineは現在日本では使用できず[5]）

知識の整理のための設問

(1) クモ膜下出血に典型的な頭痛の性状を述べてください。
(2) 頭痛の性状はクモ膜下出血を疑わせるが，CTで出血が明確でありません。次にどのような検査を行いますか。
(3) クモ膜下出血を見逃す3大原因をあげてください。
(4) クモ膜下出血に続発して起こる合併症とその対策をあげてください。

【文　献】

1) Smith WS, Johnston SC, Easton JD. Cerebrovascular diseases. In : Kasper DL, Braunwald E, Fauci AS, et al, editor. Harrison's Principles of Internal Medicine. 16th edition ed. New York: McGraw-Hill ; 2005. p. 2372-2393.
2) Gijn JV, Rinkel G. Subarachnoid haemorrhage : diagnosis, causes and management. Brain 2001 ; 124 : 249-278.
3) Edlow JA, Caplan LR. Avoiding pitfalls in the diagnosis of subarachnoid hemorrhage. N Engl J Med 2000 ; 342 : 29-36.
4) Group ISAT. International subarachnoid aneurysm trial (ISAT) of neurosurgical clipping versus endovascular coiling in 2143 patients with ruptured intracranial naeurysms : a randomised trial. Lancet 2002 ; 360 : 1267-1274.

5) Feigin VL, Rinke GJE, Algra A, et al. Calcium antagonists in patients with aneurysmal subarachinoid hemorrhage : A systematic review. Neurology 1998 ; 50 : 876-883.

知識の整理のための設問の回答

(1) 突然の発症，数秒の経過で人生最悪の頭痛が起こった，今までに経験したことのない頭痛，と表現されることが多いです。

(2) 腰椎穿刺による脳脊髄液の性状検査を行います。出血後12時間以上経過していると，ヘモグロビンがビリルビンに代謝されて xanthochromic CSF を示します。この際，肉眼的評価に頼らずに spectrophotometry により測定することが推奨されます。Xanthochromic CSF は gold standard of diagnosis です。

(3) 表3に詳述しておきました。もう一度参照してください。

1. クモ膜下出血の示す症状の誤評価。
2. CTによる診断の限界を理解していないことによる見逃し。
3. 腰椎穿刺を行わなかった，あるいは脳脊髄液の性状の誤評価。

(4) 脳動脈攣縮（vasospasm）は最も重篤な合併症であり，出血後4-14日で30％ほどの頻度で起こります。凝固した血液とその分解産物が原因と考えられています。Triple H 療法を行います。Hypertension, hypervolemia, hemodilution です。また，血管拡張薬（fasudil hydrochloride：Eril ミオシン軽鎖のリン酸化を阻害し血管を拡張する）の投与を行います。脳血管攣縮に対する効果が確認されているカルシウム拮抗薬 nimodipine は現在日本では使用できません。

水頭症：数日から数週間後に起こることがあり，CT scan で鑑別します。自然に改善することもありますが，場合によっては脳室ドレナージや脳室腹腔短絡術が必要となります。

低Na血症：ADHの inappropriate secretion, atrial and brain natriuretic factor の異常分泌によります。必要量のナトリウムの補給を行い，血管攣縮（vasospasm）を防ぐためにも水分制限は行いません。

（今井　孝祐，脇本　浩明）

CASE 9

57歳の男性
会議中にろれつがまわらなくなり発汗顕著である

会議中にろれつがまわらなくなり眼もうつろで，冷汗多量にあることに周囲が気づいて横にさせると，右側頭痛をうったえ，左の手足が動かしにくい．

1 救急隊，家族，本人に電話で何を確認？

❶ 救急隊到着時の vital signs ▶ 意識：1，血圧：180/90mmHg，脈拍：90/min，Sp_{O2}：98％

❷ 主訴は何か？ ▶ 頭痛，ろれつがまわらず左の手足が動かしにくい

❸ いつ始まったか？ ▶ 会議中に突然

❹ 持続時間，増悪／軽快？ ▶ 左半身麻痺が軽快しない

❺ 随伴症状はあるか？ ▶ 麻痺はあるが意識障害はJCSで1である

❻ 救急隊への指示は何か？ ▶ 呼吸状態を監視しながら速やかに搬送

2 救急部到着時の緊急対応は？

① 最初に vital signs をとり，緊急の生命維持，蘇生処置の必要性を判断

意識：2，血圧：153/94mmHg，脈拍：54/min，体温：35.6℃，Sp_{O2}：97％

意識はJCSで1桁であり，呼吸・循環ともに安定しており，緊急の蘇生処置は必要ないが，急変に備えて気道確保の用意をする．

② 現症，既往歴を聞きながら理学所見をとる

通常どおりに会社で勤務していた．会議中に9時20分ごろ，突然に右側頭部痛が起こり，ろれつがまわらなくなったのに気付いた．発汗が多量にあり，うつろな目つきであることに周囲が気付いて横に休ませてくれたが，左手足が動かしにくいのに気付いた．同僚が救急車を要請し，10時23分救急部着．

会話は麻痺のため聞きにくいが成立し，見当識障害がある．瞳孔は3mm，左右差なく対光反射は早いが，両眼右側共同偏視がある．左下肢はわずかに動かせるも膝立は保持できず，左上肢は全く動かせない．左側上下肢には，触覚・痛覚ともにない．胸部，腹部に特別な異常所見なく，四肢に浮腫もない．

数年来高血圧（160/90mmHg程度）を検診で指摘されていたが，特に治療は行って

いなかった。それ以外に特別な既往歴はない。喫煙歴は30年以上，飲酒は機会飲酒程度。

③ 緊急検査をどのように進めるか

脳卒中（stroke）が最も考えられる。虚血性（脳梗塞），出血性いずれも考え得るが，臨床症状のみでは両者の鑑別は不可能であり，頭部CT-scanが必須である。静脈路を確保し急変時に対応できるようにすると同時に，緊急血液検査検体を提出する。急変時の人工呼吸の用意をして緊急CT-scanに向かう。

緊急血液検査結果：WBC 8,900/μl, RBC 4,590,000/μl, Hb 15.0g/dl, Ht 42.8％, Plt 202,000/μl, total protein 7.3g/dl, albumin 4.3g/dl, BUN 16.0mg/dl, creatinine 0.98mg/dl, Na 141mEq/l, K 4.2mEq/l, Cl 105mEq/l, Ca 9.9mg/dl, AST 28IU/l, ALT 41IU/l, total bilirubin 1.4mg/dl, glucose 95mg/dl, CK 74IU/l, amylase 90IU/l, CRP 0.0mg/dl, PT 9.2sec（95.8％）, PT-INR 1.02, APTT 26.9sec（control：32.2sec）, fibrinogen 218mg/dl

血液検査結果に特別な異常を認めなかった。

標準誘導心電図：洞性リズムであり，特に異常を認めない。

頭部CT検査：右被蓋にhigh density area，右脳室の変形を認める（**図1**）。

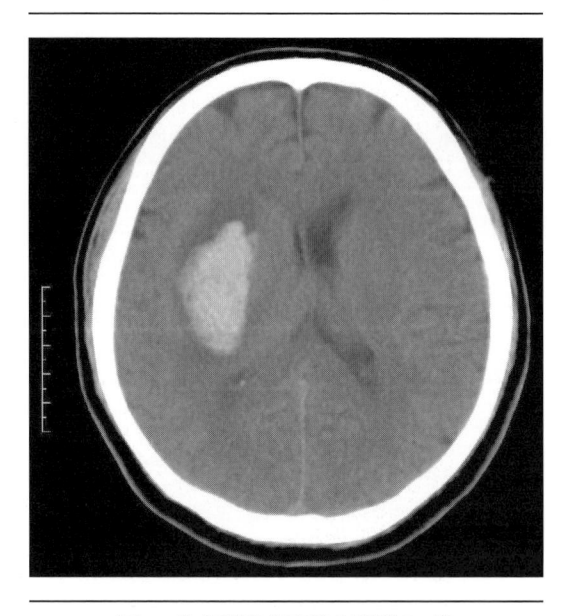

図1　救急部来室直後の頭部CT像

3 最も考え得る診断は？

- 右被殻出血

4 さらにどのように検査を進めるか？

集中治療部に収容して意識レベル，神経学的脱落症状の悪化を監視する．脳内出血量の増加，急性水頭症のチェックを経時的に頭部CTで行う．

5 治療に対する反応は？

塩酸ニカルジピン（nicardipine）（perdipine®）を1μg/kg/minから持続投与を開始し，収縮期血圧で150mmHg以下を目標に降圧を行う．

6 帰宅，入院，専門診療科への consultation？

脳神経外科をemergency call．集中治療部に収容してA，B，Cの安定を図りつつ外科的治療の適応の機会を失わないようにする．血圧を塩酸ニカルジピン持続投与でコントロールしつつ経過を観察したが血腫の増大は起こらず，意識レベルもJCS 1桁で推移し血腫は徐々に吸収され（図2，3），リハビリテーション施設に約1ヶ月の経過で転院となった．

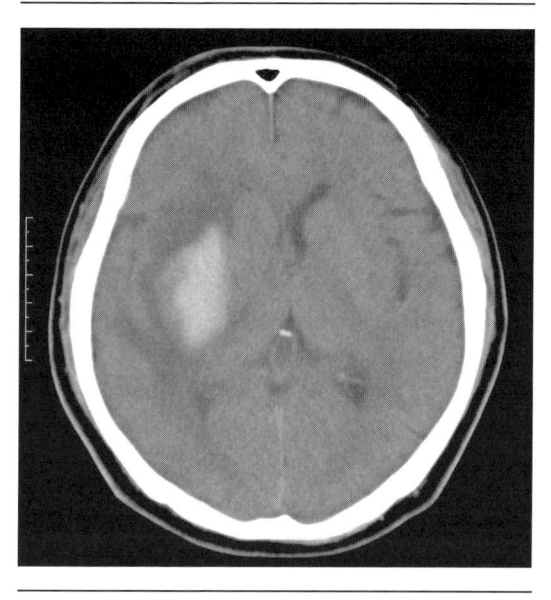

図2　第7病日の頭部CT像

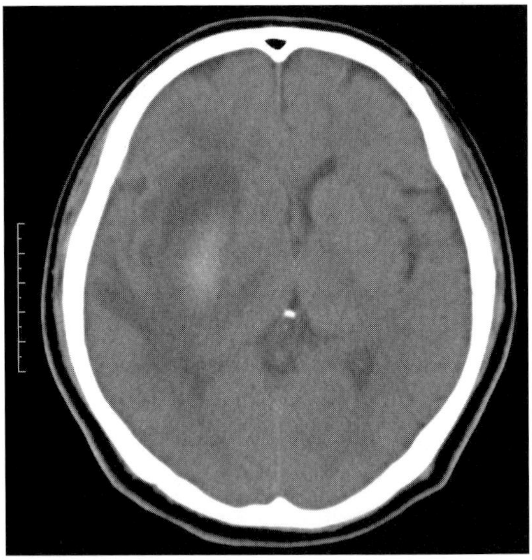

図3　第21病日の頭部CT像

7 病態生理

　脳内出血は脳卒中の10-15％を占める。本態性の脳内出血が78-88％を占め，長期にわたる高血圧，あるいはアミロイド血管変性により小さい貫通動脈の破裂から出血を起こす。二義的な脳内出血は脳血管異常（動静脈異形成や動脈瘤）により起こる。高血圧は脳内出血の危険因子であり，降圧療法に抵抗性で年齢が55歳以下，喫煙者は特に危険が高い[1]。好発部位は大脳基底核（被殻，視床，隣接する白質），小脳深部，橋であり，ほとんどの高血圧性脳内出血は30-90分で止まるが，凝固異常のある場合は24-48時間に及ぶ場合もある[2]。血腫の周囲は，最初は凝血塊からの浸透圧物質の放出により，次いで血液脳関門（blood-brain-barrier）の障害により浮腫が進行し，神経細胞死が進展する[1]。発症時の意識レベルがGlasgow Coma Scale 9より悪く，血腫の大きさが60ml以上では90％，GCS 9以上で血腫が30ml以下の時は17％の1ヶ月後死亡率である[1]。

診断のポイント

　ほとんどの脳内出血は起きて活動している時に起こる。出血は突然の神経学的な脱落症状として起こる。神経脱落症状は30-90分間は悪化し，意識レベルの悪化を伴い，頭痛や嘔吐という脳圧亢進症状を示すようになる。意識レベルの低下は脳圧上昇と脳幹部上行毛様体システムの抑制のために起こる。被蓋出血は最も頻度が高く，隣接する内包を障害するので片麻痺が起こる。出血が大きい場合は脳幹部の圧迫により意識レベルの

低下が起こり，昏睡にまで至る。視床出血も片麻痺を起こし，失語症，失行失認（apractognosia），無言症（mutism）が出血の程度により起こる。橋出血では深昏睡，四肢麻痺が起こり，除脳硬直がみられる。小脳出血は後頭部痛，嘔吐を繰り返すこと，歩行失調，めまいが顕著である。

鑑別診断

脳梗塞と脳出血の鑑別はCTによる画像的診断を必要とする。偏頭痛，非痙攣性癲癇，硬膜下血腫，低（高）血糖，低（高）ナトリウム血症，肝性脳症，高血圧性脳症，脳脊髄膜炎，脳膿瘍，薬物中毒，などとの鑑別の必要がある。また，抗凝固療法を受けている患者は脳内出血の危険率が8-11倍である。

治療の原則

急性期の至適な全身管理が予後に影響するので，初診医師の対処はきわめて重要である。救急部での至適な全身管理，すばやい診断に引き続く脳神経外科医の緊急コール，集中治療部でのvital signsの監視とtitration therapyを行う。脳出血に対しては，血圧を至適レベルにコントロールする以外に特別な対処法がない。日常的に高血圧の症例では自動脳血流制御レベルが高血圧側にシフトしているので，血圧を下げすぎることは血腫周囲の ischemic penumbraへの灌流を阻害するおそれがある。平均動脈圧が130mmHg以上の場合には，降圧薬の持続投与により脳灌流圧を70mmHg以上に保つように調節する（図4）。実際的には，収縮期動脈圧を110-160mmHg程度に調節する[3]。意識レベルがGCS 8以下で気道反射が低下しているときは，血圧のモニター下に必要に応じてduprivanなどの超短時間作用性の麻酔薬を使用して気管挿管を行う（気管挿管刺激による血圧の上昇，麻酔薬による血圧低下は脳灌流がクリティカルの状態にあっては致命的障害を与える）。瞳孔散大，不規則な呼吸などの脳幹圧迫症状のみられる場合は，緊急の浸透圧利尿薬投与と過換気の救命処置を行う。低体温の有効性は確立していないが高体温は有害であり，初期治療の段階から高体温を避けて37℃以下（脳温は直腸温より1-2℃高い）に体温を保つように積極的に体表から冷却すると同時に，高血糖をさける[4]。

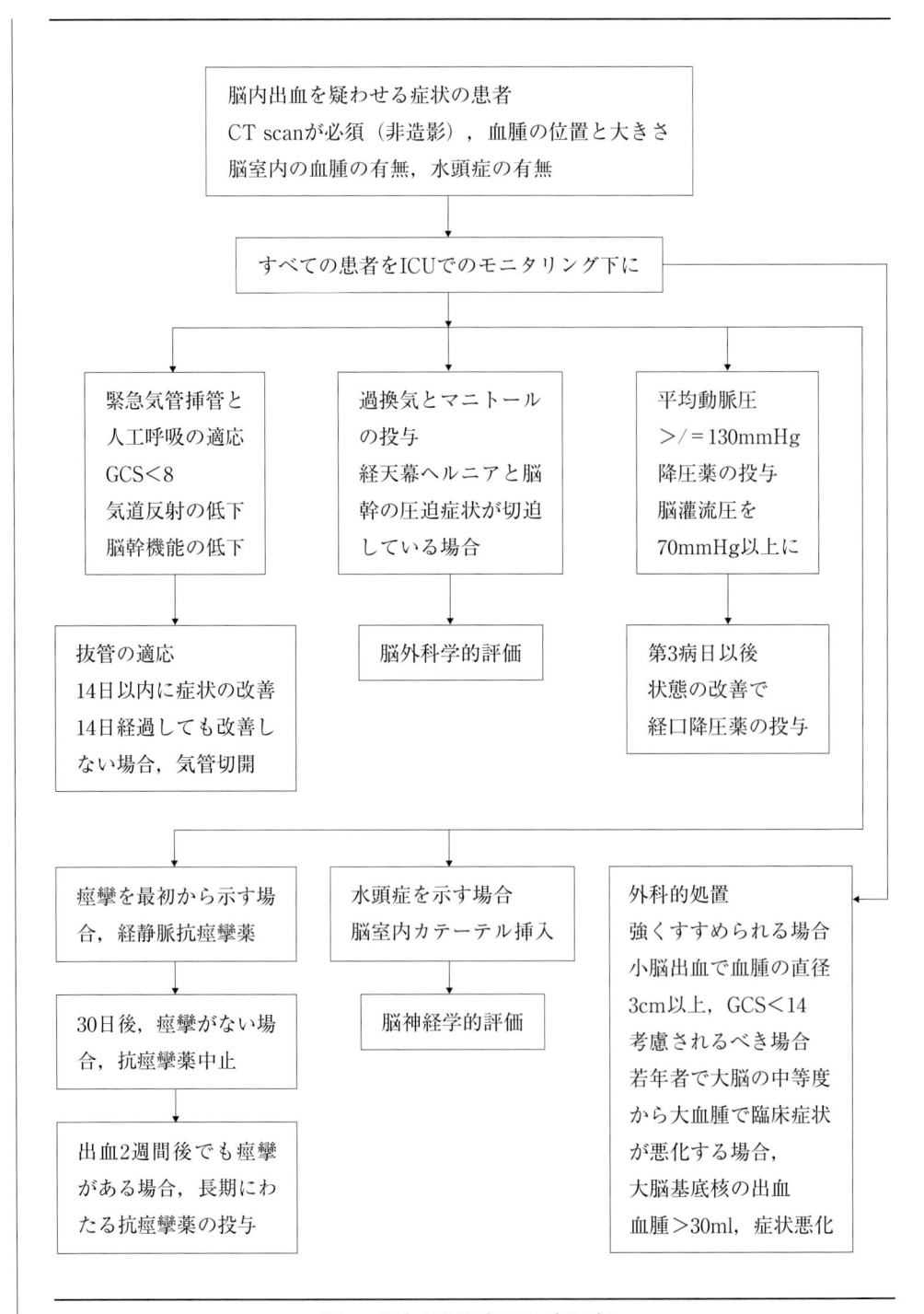

```
┌─────────────────────────────────┐
│ 脳内出血を疑わせる症状の患者      │
│ CT scanが必須（非造影），血腫の位置と大きさ │
│ 脳室内の血腫の有無，水頭症の有無   │
└─────────────────────────────────┘
                 ↓
┌─────────────────────────────────┐
│ すべての患者をICUでのモニタリング下に │
└─────────────────────────────────┘
```

緊急気管挿管と人工呼吸の適応 GCS<8 気道反射の低下 脳幹機能の低下	過換気とマニトールの投与 経天幕ヘルニアと脳幹の圧迫症状が切迫している場合	平均動脈圧 >/=130mmHg 降圧薬の投与 脳灌流圧を70mmHg以上に
抜管の適応 14日以内に症状の改善 14日経過しても改善しない場合，気管切開	脳外科学的評価	第3病日以後 状態の改善で経口降圧薬の投与

痙攣を最初から示す場合，経静脈抗痙攣薬	水頭症を示す場合 脳室内カテーテル挿入	外科的処置 強くすすめられる場合 小脳出血で血腫の直径3cm以上，GCS<14 考慮されるべき場合 若年者で大脳の中等度から大血腫で臨床症状が悪化する場合， 大脳基底核の出血 血腫>30ml，症状悪化
30日後，痙攣がない場合，抗痙攣薬中止	脳神経学的評価	
出血2週間後でも痙攣がある場合，長期にわたる抗痙攣薬の投与		

図4 脳内出血治療アルゴリズム
(Qureshi AI, Tuhrim S, Broderick JP, et al. Spontaneous intracerebral hemorrhage. N Engl J Med 2001 ; 344 : 1450-1460.より引用[1])

知識の整理のための設問

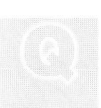

(1) 50歳の男性，突然の左側片麻痺を起こして救急部に搬送されてき，血圧は160/90mmHgでした．血圧のコントロールをどのようにしますか．
(2) 上記の症例で，最初に行うべき検査を2つあげてください．
(3) 脳卒中の原因を頻度の高い順に6つあげてください．

【文　献】

1) Qureshi AI, Tuhrim S, Broderick JP, et al. Spontaneous intracerebral hemorrhage. N Engl J Med 2001 ; 344 : 1450-1460.
2) Smith WS, Johnston SC, Easton JD. Cerebrovascular diseases. In : Kasper DL, Braunwald E, Fauci AS, et al, editor. Harrison's Principles of Internal Medicine. 16th ed. New York : McGraw-Hill ; 2005. p. 2372-2393.
3) Moonis M, Weaverr JP, Fisher M. Cerebrovascular disease. In : Irwin RS, Rippe JM, editor. Irvin and Rippe's Intensive Care Medicine. 5th ed. Philadelphia : Lippincott Williams & Wilkins ; 2003. p. 1885-1894.
4) Marion DW. Controlled normothermia in neurologic intensive care. Crit Care Med 2004 ; 32 : S43-S46.

知識の整理のための設問の回答

(1) 脳血管は血圧と関係なく血流量を一定に保つ機構が備わっており，脳血流量の血圧に対する自己調節能といわれています．通常平均動脈圧60-150mmHgの範囲では脳血流量は一定ですが，普段から高血圧の方はこの範囲が血圧の高い方に移動しています．脳出血が疑われる場合は，できるだけ血圧が低い方が出血に対して好影響を与えることは誰しも容易に理解できます．しかし，この自己調節能が高い方に移動している人は，不用意に血圧を下げると脳血流量が減少してしまい，出血の周辺で虚血となりやすい領域（ischemic penumbra）への血流が減少する危険があります．そのために血圧のコントロールに関しては議論の多い点ですが，平均動脈圧が130mmHg以上の場合，収縮期動脈圧を110-160mmHg程度に調節するのが一般的です．したがって，この質問の症例の場合，このまま経過を追うというのが正解です．
(2) 頭部単純CT-scanと血糖値検査です．脳卒中が強く疑われますので出血性か梗塞性かをCT-scanで鑑別すると同時に，意識障害を来す頻度の高い疾患である血糖異常

を最初に除外しておく必要があります。

(3) 脳卒中の85％は虚血性（梗塞），15％が出血性です。①脳血管の動脈硬化などによる脳梗塞が64％，②心原性の血栓によるものが17％，③高血圧性の脳出血が7％，④脳動脈瘤破裂によるクモ膜下出血が4％，頸動脈の動脈硬化による梗塞が4％，ほかの原因による脳出血が4％です。文献2を参照してください。

(今井　孝祐)

Column

ドパミン・ノルエピネフリンと腎保護作用

　集中治療部で治療を受けている重症患者が急性腎不全を合併すると予後は悪く，死亡率は60％を超える[1]。それゆえに，救急集中治療に携わる医師は，腎保護作用，いかにして腎機能を保持するかに努力を傾注する。少量のドパミン（dopamine）（0.5-2μg/kg per min）を正常の人／動物に投与すると，腎血流量，糸球体濾過率が上昇し，ナトリウム排泄，尿量が増加する。ドパミンがdopaminergic receptorsに作用するためであり，より多量ではα，βadrenergic作用が主となる。このことから，重症患者に少量のドパミンを投与することは腎血流量，糸球体濾過率，尿量を維持し，急性腎不全への進展を減少できるであろうとの考えのもと少量投与（renal-dose dopamine）が行われてきた。一方において，ドパミンは近位尿細管での電解質・水の再吸収を妨げることによりヘンレの上行脚での再吸収を増やすことになり，髄質での酸素消費量を増加させ，髄質の虚血を増長させることも指摘されてきた。オーストラリア・ニュージランド集中治療医学会はrenal-dose dopamineの腎保護作用を検証することをめざして，集中治療部で治療を受けているSIRSで腎機能低下を示す患者に2μg/kg per minのドパミン投与のdouble-blind controlled studyを行った。この多施設共同研究は十分な説得力をもってlow-dose dopamineに腎機能保護効果がないことを明らかにし[2]，さらにmeta-analysisによっても少量ドパミン投与は，死亡率の低下，急性腎不全の発症，透析の必要性に影響しないとの成績がえられた[3]。

　他方，ノルエピネフリン（norepinephrine）は内蔵領域を含めた血管床を収縮させて循環圧を上昇させ，腎血流量も減少させて虚血性の腎不全を引き起こすと考えられてきた。血行動態を慢性的に測定できるように設定した正常動物でlow dose dopamine（2μg/kg per min）またはmedium-dose norepinephrine（0.4μg/kg per min）を6時間投与して腎機能，血行動態を比較すると，両薬剤とも腎血流量，尿量を増加させたが，medium-dose norepinephrineの方がより顕著であった。内蔵血流量には両者とも影響しなかった。また，medium-dose norepinephrineは冠血流量と心拍出量を増加させたが，low-dose dopamineは増加させなかった[4]。このような注意深い動物実験によりノルエピネフリンの持続投与は安全であることが実証され，さらに敗血症性ショック患者にノルエピネフリンを0.5μg/kg per minからはじめて平均動脈圧を70mmHg以上に保つように0.3μg/kg per minごとに増加して5.0μg/kg per minまで投与した。一方，対照群として感染症のない頭部外傷患者で脳灌流圧を70mmHg以上に保つようにノルエピネフリンを投与した。その結果はノルエピネフリンの投与量が敗血症患者で1.3±0.3μg/kg per minであり，頭部外傷患者で0.3±0.1μg/kg per minであった。敗血症患者では尿量，糸球体濾過率が有意に改善し，ノルエピネフリンによる悪影響はみられず，また，この範囲の投与量では正常血行動態であった頭部外傷患者でも腎機能に悪影響はなかった[5]。ノルエピネフリンは腎臓におけ

るcyclooxygenase(COX)-2の発現を増加させ,COX-2はProstaglandins (PGE2, PGI2) を増加させ,ノルエピネフリンによる腎動脈の収縮を軽減する[6]。ノルエピネフリンは血管床の拡張が起こる敗血症性ショックに有効である一方,ドパミンは腎機能保持の好結果がないことが明確に示された。しかし,多くの臨床医は依然として腎保護の目的でドパミンを使用しその実証のための研究も行われているため,Friedrichら[7]は改めてmeta-analysisを行い,low-dose dopamineに急性腎不全発症を予防する効果のないことを示している。

【文献】

1) Rudis MI. Low-dose dopamine in the intensive care unit : DNR or DN [prescription take]? Crit Care Med 2001 ; 29 : 1638-1639.
2) Australian and New Zealand Intensive Care Society Clinical Trial Group. Low-dose dopamine in patients with early renal dysfunction : a placebo-controlled randomised trial. Lancet 2000 ; 356 : 2139-2143.
3) Kellum JA, Decker JM. Use of dopamine in acute renal failure : A meta-analysis. Crit Care Med 2001 ; 29 : 1526-1531.
4) Giantomasso DD, Morimatsu H, May CN, et al. Increasing renal blood flow Low-dose dopamine or medium-dose norepinephrine. CHEST 2004 ; 125 : 2260-2267.
5) Albanese J, Leone M, Garnier F, et al. Renal effects of norepinephrine in septic and nonseptic patients. CHEST 2004 ; 126 : 534-539.
6) Marik PE. Renal dose norepinephrine ! CHEST 2004 ; 126 : 335-337.
7) Friedrich JO, Adhikari N, Herridge MS, et al. Meta-analysis : Low-dose dopamine increases urine output but does not prevent renal dysfunction or death. Ann Intern Med 2005 ; 142 : 510-524.

(今井　孝祐)

CASE 10

64歳の女性
呼びかけに応答できず嘔吐している

朝，近医でバリウムによる胃透視の検査を受けた．夕方より疲れたことを訴え自宅で休んでいたが，訪ねてきた友人が呼びかけに反応がなく嘔吐の跡もあることを発見，救急車要請となった．

1 救急隊，家族，本人に電話で何を確認？

❶ 救急隊到着時のvital signs ▶ 意識：10，血圧：130/70mmHg，脈拍：72/min，不整なし，体温：36.0℃，呼吸数：18/min，Sp$_{O2}$：99％

❷ 主訴は何か？ ▶ 意識低下

❸ いつ始まったか？ ▶ 不明だが長くても数時間

❹ 持続時間，増悪／軽快？ ▶ 数時間と予測されるが，経過は不明

❺ 随伴症状はあるか？ ▶ 嘔吐

❻ 救急隊への指示は何か？ ▶ 呼吸に気をつけて早急に搬送

2 救急部到着時の緊急対応は？

① 最初にvital signsをとり，緊急の生命維持，蘇生処置の必要性を判断

意識：30，血圧：140/60mmHg，脈拍：90/min，Sp$_{O2}$：99％，体温36.4℃

救急部に20時30分救急搬送到着．呼吸，循環は保たれており緊急の生命維持処置は必要ないが，意識レベル低下の原因を確定することが緊急に必要．

② 現症，既往歴を聞きながら理学所見をとる

今朝まで特別に変わったことはなかった．朝9時30分ごろから近医でバリウムを用いた上部消化管の検査を受け，医師のアドバイスによりバリウムを洗い出すために多量の飲水を行った（約2 lほどらしい）．午前中は排尿良好であったが午後より排尿不良を自覚していた．排便ないため下剤を内服した（詳細不明）．夕方になり疲労を訴え自宅で休んでいたが，訪れた友人に意識低下，嘔吐を発見された．

強い痛み刺激を加えると開眼し，四肢は左右差なく動かすが発語はない．両側瞳孔径は3mm正円で左右差はないが，対光反射がない．頸部は軟らかく特に項部硬直はない．胸腹部に異常を認めない．四肢に浮腫はなく，病的反射や硬直を認めない．

③ 緊急検査をどのように進めるか

　輸液ラインを確保する際にスクリーニングの緊急検査を提出すると同時に緊急頭部CT-scanを急ぐことにする。採血の際の血液の緊急血糖値は160mg/dlで意識に影響を与える異常はない。

　輸液ラインを確保する際の緊急血液検査結果：WBC 9,400/μl, RBC 4,290,000/μl, Hb 13.0g/dl, Ht 37.1％, Plt 242,000/μl, total protein 6.6g/dl, albumin 4.0g/dl, BUN 14.1mg/dl, creatinine 0.42mg/dl, Na 118mEq/l, K 3.4mEq/l, Cl 83mEq/l, AST 19IU/l, ALT 13IU/l, total bilirubin 1.7mg/dl, glucose 164mg/dl, CK 197IU/l, amylase 77IU/l, CRP＜0.1mg/dl, pHa 7.446, Pa_{CO_2} 33.5mmHg, Pa_{O_2} 91.6mmHg, HCO_3^- 22.8mmol/l, base excess －0.3mEq/l　Na, Clの低下が顕著であり，その他には特別な異常を認めない。

　標準誘導心電図：異常なし。

　緊急頭部CT検査：異常所見なし。

3　最も考え得る診断は？

急性水中毒による意識障害

　通常の日常生活を送っており特別な疾患もなかった健康な64歳の女性が，突然に水中毒を来すか？しかし，臨床症状，検査所見からはほかに疑うべき疾患は限られてくる。

4　さらにどのように検査を進めるか？

　意識障害の原因が水中毒以外にあるかどうかの除外診断を行う。

　髄液の検索：腰椎穿刺では透明な脊髄液で糖濃度は73mg/dlと正常であった。

　来院時導尿して得られた尿：尿中クレアチニン55.5mg/dl，尿中ナトリウム99mEq/l，尿中カリウム46.1mEq/l，尿浸透圧477mOsm/kg

　血漿浸透圧：241mOsm/kg

　血漿Na^+，Cl^-が低値，血漿浸透圧低値にもかかわらず，尿浸透圧477mOsm/kgと高く，尿中にNa^+が高濃度で排泄されている。この所見は，水排泄の障害であり抗利尿ホルモン分泌異常症候群（syndrome of inappropriate secretion of antiduretic hormone：SIADH）の症状と合致する。髄液所見，理学所見より中枢神経系の炎症は考え難い。

表1 血漿・尿電解質，浸透圧の経時的変化

Time after admission	0	9hr	21hr
Plasma Na$^+$ (mEq/l)	118	137	140
Plasma K$^+$ (mEq/l)	3.4	3.5	
Plasma Cl$^-$ (mEq/l)	83	100	
Plasma osmolarity (mOsm/kg)	241	274	281
Urine Na$^+$ (mEq/l)	99	14	
Urine K$^+$ (mEq/l)	46.1	8.4	
Urine osmolarity (mOsm/kg)	477	121	
Urine volume (ml)		4,700 (0–12:00)	

5 治療に対する反応は？

　生理食塩水に10％ NaCl 40mlを加えて（Na$^+$ 290mEq/l）50ml/hrの速度（Na$^+$ 14.5mEq/hr）で点滴投与するうちに，入院3時間後から12時間の間に4,700mlの低調尿排泄があり，入院9時間後には血漿ナトリウム，浸透圧ともに正常になり，意識レベルも清明となった（**表1**）。その後の尿量は1,000ml/day前後と安定していた。使用した薬剤は，頭部CT撮影の際，体動が激しくて撮影できないため，ミダゾラム（midazolam）（ドルミカム® 5mg）を静脈内投与したのみであった。

6 帰宅，入院，専門診療科へのconsultation？

　内分泌内科のconsultationを求め，意識障害高度のため集中治療部に収容して，精査，治療を行うこととなった。特に，低ナトリウム血症の原因，その補正をどのように行うかが焦点となった。

　内分泌内科で行った甲状腺，副腎皮質ホルモン検査は正常であり，水負荷試験にも正常に反応した。入院30時間後の検体で得られたB-type natriuretic peptide：63.1pg/ml（normal range less than18.4），抗利尿ホルモン（antidiuretic hormone：ADH）：1.59pg/ml（normal range 0.3–4.2）であり，すでに血漿浸透圧・ナトリウム濃度ともに正常化した後であるが，BNP高値であり一過性の脳浮腫の影響が推測された。

　また，本症例では来院約12時間の経過で低ナトリウム血症は低調尿の大量利尿により回復したが，超急性に起こった低ナトリウム血症のため浸透圧性髄鞘脱落（osmotic demyelination）の合併症はみられなかった。

7 病態生理

　低ナトリウム血症は血漿ナトリウム濃度が136mEq/l以下に低下した場合と定義する[1]。視床下部の浸透圧受容器(hypothalamic osmoreceptors)は，血漿浸透圧(normal range 285-292mOsm per kg)に鋭敏に反応してADHの分泌を調節する（おそらくosmoreceptor cell volumeによると推測されている）。ADHは腎集合管の水透過性を亢進させ水分貯留を起こす。また，体液量の減少に対しても心房の圧受容器を介して分泌が亢進する（hypovolemia）。後者の場合はたとえ血漿浸透圧が低くてもADHが分泌され水貯留を起こすことになる。腎臓のナトリウム保持能は腎臓の機能が正常であれば効率的であるので，低ナトリウム血症が起こるのは①水の排泄が異常である場合と，②水の排泄は正常であるが水の摂取が異常に亢進している場合，に分類できる（表2）。

　①水の排泄が異常：低ナトリウム血症ではADHの分泌が抑制され，尿浸透圧は

表2　低ナトリウム血症の原因

水排泄の異常（Uosm＞100mOsm/kg　通常＞300mOsm/kgのことが多い）
循環血液量の減少
消化管，皮膚，腎臓からの喪失
有効血液量の減少・浮腫（肝疾患，心不全の末期）
利尿薬（特にサイアザイド）
末期腎疾患
内分泌疾患（低甲状腺，低副腎皮質機能）
Syndrome of inappropriate secretion of antidiuretic hormone
Cerebral salt wasting
溶質摂取低下（ビール多飲者など）
水排泄能は正常（Uosm＜100mOsm/kg）
原発性多飲水
精神的異常（特にphenothiazineに関連して）
視床下部の異常
低浸透圧を伴わない低ナトリウム血症
正常血漿浸透圧
偽低ナトリウム血症（高トリグリセミド血症，高蛋白血症，TUR灌流液の吸収）
高血漿浸透圧
高浸透圧性低ナトリウム血症（高血糖，マニトール輸液）
腎不全（高BUNはineffective osmoleであり，実際は低浸透圧）

(Black RM. Disorders of plasma sodium and plasma potassium. In : Irwin Rd, Rippe JM, editor. Irwin and Rippe's Intensive Care Medicine. 5th ed. Philadelphia : Lippincott Williams & Wilkins ; 2003. p. 864-888. より引用[2])

100mOsm/kg以下に低下しなければならない。これ以上の尿浸透圧を示すのは異常であり，300mOsm/kg以上を示す場合が多い（表2）。

SIADHは，低血漿浸透圧でありながら尿浸透圧＞100-150mOsm/kgであり，尿Na濃度＞20mEq/l，腎・肝・副腎・甲状腺・酸塩基平衡が正常である。視床下部からのADH異常分泌か異所性のADH分泌（悪性腫瘍が多い），ADHの活性を押さえる薬物の投与に起因する。

Cerebral salt wasting. 中枢神経系の疾患に伴い，中枢神経系のホルモン産生細胞からnatriuretic peptideが異常に産生されることが原因と考えられている[2]。低血漿浸透圧，尿浸透圧＞100-150mOsm/lkg，尿Na＞20mEq/lであり，循環血漿量の減少を伴っている。

急激に起こった低ナトリウム血症は脳浮腫を起こし，不可逆性の変化から死亡にまで至る。逆に，2-3日以上を要して徐々に起こった低ナトリウム血症は，適応により脳浮腫が減少し脳容積は正常近くに回復している可能性が高いので，急速な補正は浸透圧性髄鞘脱落（osmotic demyelination），橋中央ミエリン溶解（central pontine myelinolysis）を起こす危険がある。急速な血漿ナトリウム濃度の上昇は脳細胞から水を浸透圧較差により引きだし，細胞の収縮を引き起こす。この収縮は神経突起を含めた細胞とそれを取り囲んでいるミエリン鞘との間に障害を来す[2]。

診断のポイント

低ナトリウム血症による症状は，低血漿浸透圧による中枢神経症状である。血漿浸透圧の低下は細胞外液から細胞内へ浸透圧較差により水分の移動を起こし，脳細胞の膨化（脳浮腫）が起こる。その結果として，脱力感，昏迷，嘔気，嘔吐，痙攣，昏睡にまで至る症状が出現する。こうした症状の発現は低ナトリウム血症に至った時間に左右される。血漿ナトリウム濃度が115mEq/l程度に数日のオーダーで低下すると重篤な神経症状が起こるが，週のオーダーで低下した場合にはほとんど臨床症状が出現しない。この理由は脳細胞が低浸透圧に適応して脳浮腫を起こさないためである。以下の機序が数日で起こり低浸透圧に適応する。①脳浮腫により細胞間質の圧が亢進し細胞外液が脳脊髄液中に移動する。②脳細胞中から浸透圧物質が細胞外に移動し，細胞内浸透圧が低下することにより脳浮腫を防ぐ機構が働く。最初にNa，Kという電解質が移動し，ついで有機質，特にアミノ酸（グルタミン，グルタメイト，タオリン）の低下が起こる[2]。この適応機構は強力に働くために，治療の際に急速にナトリウム濃度を上昇させると浸透圧性髄鞘脱落を起こす危険がある（"治療の原則"の項にて詳述）。

浸透圧性髄鞘脱落が起こった場合の症状は，意識状態の変化，構音障害，嚥下障害，四肢麻痺，昏睡であり，これらが不可逆性に起こる。

鑑別診断

うっ血性心不全，肝硬変，ネフローゼ症候群，甲状腺機能不全，副腎不全。

治療の原則

　急速に起こった低ナトリウム血症に対しては脳浮腫による中枢神経の不可逆的障害を防ぐように急速な補正が必要である一方，慢性的に起こった無症状の低ナトリウム血症は，脳細胞の適応により症状が軽いか，ない場合が多く，急激な神経症状の悪化の危険は少ない。この場合は急速な補正は必要ないばかりか有害である。浸透圧の上昇による脱髄（osmotic demyelination）は，最も重篤な低ナトリウム症の治療に伴う合併症であり，これを起こさないように治療しなければならい。多くの場合，12mEq/l per dayを超える早さでナトリウムを補正すると危険であり，9-10mEq/l per day，あるいは19mEq/l per 48hrでも起こった報告がある[1]。推奨される補正は8mEq/l per dayを超えないこと，最初の数時間は1-2mEq/l per hrを超えないことである[1]。生命を脅かすような症状が消退した場合，または血漿Naが125-130mEq/lに達した場合は，補正の必要がない。急速に起こった低ナトリウム血症で痙攣や重篤な神経症状の伴う場合は，最初の3-4時間（あるいは症状が消退するまで）は1.5-2.0mEq/l per hrで，しかも，最初の24時間で12mEq/lを超えないように補正する。

　本症例は約9時間でNa$^+$：19mEq/lの上昇をみてしまった。投与Na$^+$量は14.5mEq/hrで多い量ではないが，数時間で起こった低Na$^+$血症に対して急速な水利尿がついて回復した。しかし，数時間という短時間で起こった低ナトリウム血症であったので，特に補正が早すぎることはなかった。なぜ，水中毒が起こったかの理由は不明であるが，暑いさなかの8月下旬であり多量の発汗が推測されること，朝から絶食，検査後多量の水分摂取（塩分を含まないかあるいはごく少量の塩分を含んだものと推測される），下剤の内服，これらにより体液量の減少が起こりADHの分泌が亢進して水利尿が起こらなかったことが，低ナトリウム血症の原因と推測される。健常人がこのような低ナトリウム血症を起こす例として，Almondら[3]は2002年のボストンマラソンにおいて完走してデータを得ることができたランナーのうちの13％（62/488）が135mEq/l以下の低ナトリウム血症であり，そのうちの3名は119，118，114mEq/lという危険レベルであったことを報告している。暑い環境，多量の発汗，多量の飲水は日常診療上でも留意すべき事項である。（図1）

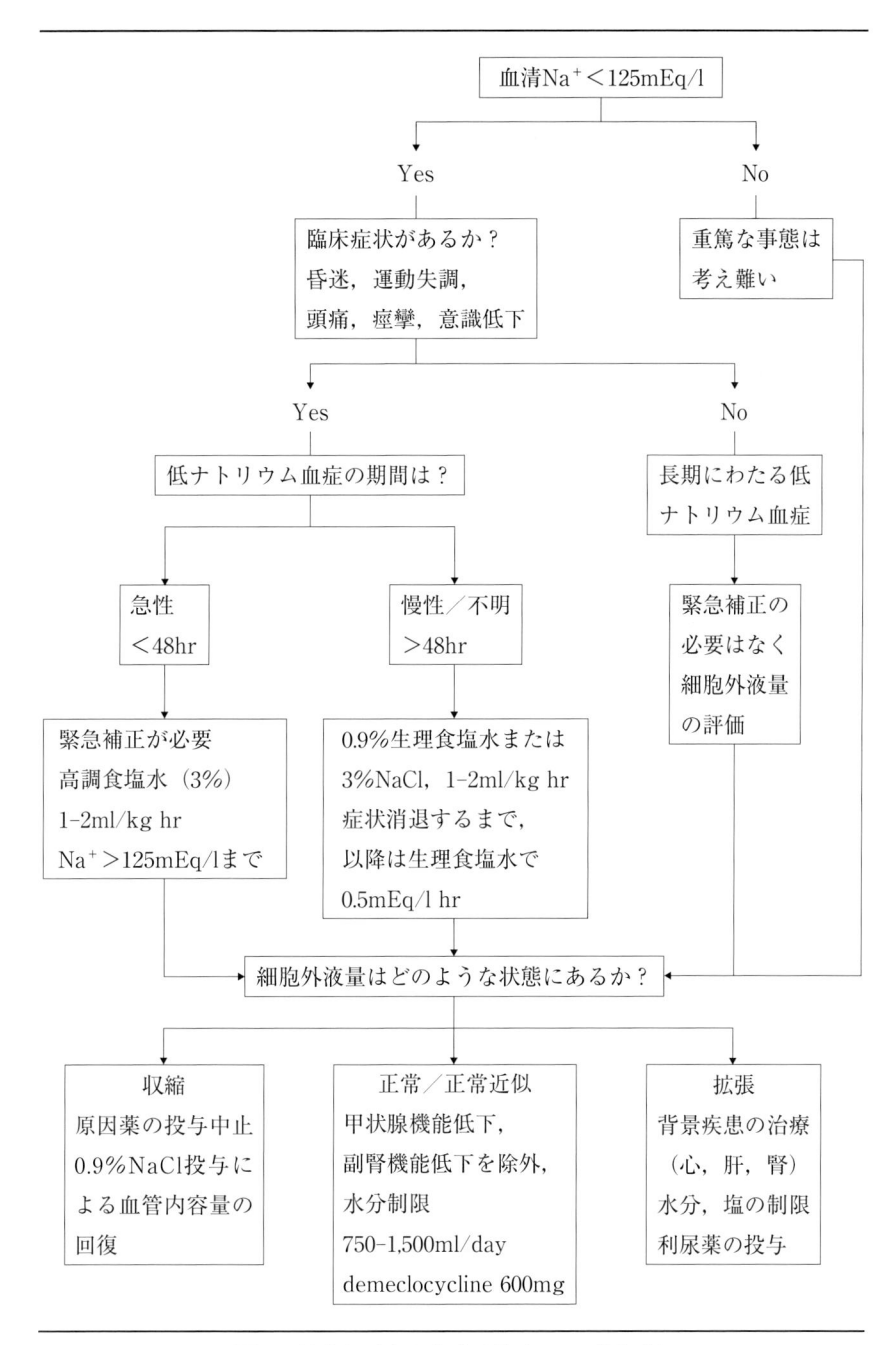

```
                          血清Na⁺＜125mEq/l
                                │
                    ┌───────────┴───────────┐
                   Yes                      No
                    │                        │
          臨床症状があるか？           重篤な事態は
          昏迷，運動失調，            考え難い
          頭痛，痙攣，意識低下
                    │
          ┌─────────┴─────────┐
         Yes                  No
          │                    │
   低ナトリウム血症の期間は？    長期にわたる低
          │                   ナトリウム血症
   ┌──────┴──────┐                │
   急性        慢性／不明        緊急補正の
  ＜48hr        ＞48hr          必要はなく
   │             │              細胞外液量
 緊急補正が必要  0.9%生理食塩水または  の評価
 高調食塩水（3%） 3%NaCl，1-2ml/kg hr
 1-2ml/kg hr    症状消退するまで，
 Na⁺＞125mEq/lまで 以降は生理食塩水で
                 0.5mEq/l hr
```

細胞外液量はどのような状態にあるか？

収縮	正常／正常近似	拡張
原因薬の投与中止 0.9%NaCl投与による血管内容量の回復	甲状腺機能低下，副腎機能低下を除外，水分制限 750-1,500ml/day demeclocycline 600mg	背景疾患の治療（心，肝，腎）水分，塩の制限 利尿薬の投与

図1 低ナトリウム血症の治療アルゴリズム

（Yeates KE, Singer M, Morton AR. Salt and water: a simple approach to hyponatremia. CMAJ 2004 ; 170 : 365-369. より引用[4])）

知識の整理のための設問

(1) 血清浸透圧の簡易計算式を示してください。
(2) 低ナトリウム血症の原因を水排泄が異常な場合，水排泄能は正常である場合，それ以外の場合に分類して説明してください。
(3) SIADHを説明してください。
(4) Cerebral salt wastingを説明してください。
(5) 低ナトリウム血症の臨床症状を説明してください。
(6) 脳細胞の低浸透圧に対する適応機構を説明してください。
(7) osmotic demyelination，central pontine myelinolysisの起こる機序を説明してください。
(8) 低ナトリウム血症の治療方針を示してください。
(9) ADHの腎臓における作用機序を説明してください。

【文　献】

1) Adrogue HJ, Madisa NE. Hyponatremia. N Engl J Med 2000 ; 342 : 1581-1589.
2) Black RM. Disorders of plasma sodium and plasma potassium. In : Irwin Rd, Rippe JM, editor. Irwin and Rippe's Intensive Care Medicine. 5th ed. Philadelphia : Lippincott Williams & Wilkins ; 2003. p. 864-888.
3) Almond CS, Shin AY, Fortescue EB, et al, Hyponatremia among runners in the Boston marathon. N Engl J Med 2005 ; 352 ; 1550-1556.
4) Yeates KE, Singer M, Morton AR. Salt and water : a simple approach to hyponatremia. CMAJ 2004 ; 170 : 365-369.
5) Singh S, Bohn D, Carlotti AP, et al, Cerebral salt wasting : Truths, fallacies, theories, and challenges. Crit Care Med 2002 ; 30 : 2575-2579.
6) Knoers NV. Hyperactive vasopressin receptors and disturbed water homeostasis. N Engl J Med 2005 ; 352 : 1847-1850.

知識の整理のための設問の回答

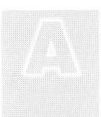

(1) 「血清浸透圧」($mOsm/kgH_2O$) = $2 \times (Na^+ + K^+)$ + 血糖値(mg/dl)/18 + 血清尿素窒素(mg/dl)/2.8

上式で尿素窒素は細胞膜を通過するために，細胞に対する浸透圧としては作用しません（ineffective osmole）。

(2) **表2**を参照してください。

　　水排泄の異常の場合は，Uosm＞100mOsm/kgで通常＞300mOsm/kgのことが多く，循環血液量の減少（消化管，皮膚，腎臓からの喪失），有効血液量の減少・浮腫（肝疾患，心不全の末期），利尿薬（特にサイアザイド），末期腎疾患，内分泌疾患（低甲状腺，低副腎皮質機能），Syndrome of inappropriate secretion of antidiuretic hormone，Cerebral salt wasting，溶質摂取低下（ビール多飲者など）です。

　　水排泄能は正常（Uosm＜100mOsm/kg）の場合は，原発性多飲水であり，その原因は，精神的異常（特にphenothiazineに関連して），視床下部の異常，です。低浸透圧を伴わない低ナトリウム血症の場合は，正常血漿浸透圧を示す場合で偽低ナトリウム血症（高トリグリセミド血症，高蛋白血症，TUR灌流液の吸収），高血漿浸透圧を示す場合は，高浸透圧性低ナトリウム血症（高血糖，マニトール輸液），腎不全（高血中尿素窒素：BUNはineffective osmoleであり，実際は低浸透圧）です。

(3) 体液が低浸透圧であるにもかかわらずADHの分泌もしくは作用が働き水分の貯留が起こっている場合をさします。

　　TypeⅠ：ナトリウムが貯留し浮腫が起こっているタイプです。鬱血性心不全，肝硬変，ネフローゼなどで，有効血漿量の減少に起因してADHの分泌が起こり低浸透圧を示します。

　　TypeⅡ：ナトリウムが喪失している状態であり，重症な胃腸炎，利尿薬の多用，硬質副腎皮質ホルモンの欠乏，などにより細胞外液の減少と低血圧が起こっているために，ADHの分泌が起こり低浸透圧を示します。

　　TypeⅢ：狭義のSIADHです。循環血液量が正常の低ナトリウム血症です。悪性腫瘍による異所性のADH分泌，急性感染症，脳卒中などが原因でADHの分泌が低ナトリウム血症であるにもかかわらず持続します。

(4) 中枢神経系の疾患（頭部外傷，クモ膜下血腫，脳腫瘍）に伴い，中枢神経系のホルモン産生細胞からNa利尿ペプチドが異常に産生されることが原因と考えられています。低血漿浸透圧，尿浸透圧＞100-150mOsm/lkg，尿Na＞20mEq/lであり，循環血漿量の減少を伴っています。文献5より引用したCerebral salt wasting（CSW）の診断基準を**表3**に示します。

表3 Cerebral salt wasting（CSW）の診断基準

1. 以下の事項が除外されなければならない
    生理的にNa, Clが排泄される状態でないこと（例：細胞外液の拡張）
    ナトリウム排泄の原因が脳以外にないこと
        利尿薬の投与
        偽利尿状態
            低アルドステロン状態
            Barter syndrome, Gitelman syndrome
        ヘンレループでカルシウム受容体に作用しないこと（例：高Ca血症）
        Cl以外の陰イオン排泄でNa排泄が強制されていないこと
    多尿性腎不全でないこと
2. 中枢神経疾患でのsalt wastingの考えうる原因
    脳由来のNa利尿因子
    慢性細胞外液の拡張による腎でのNa再吸収の低下
    血圧上昇によるNa利尿（例：交感神経ホルモンの過剰分泌）
    アルドステロン分泌の抑制

CSWは除外診断によりなされる。頭蓋内に疾患をもっており、ほかに原因なくNa, Clの過剰な排泄が起こっている状態。

（Singh S, Bohn D, Carlotti AP, et al. Cerebral salt wasting : Truths, fallacies, theories, and challenges. Crit Care Med 2002 ; 30 : 2575-2579. より引用[5]）

(5) 低ナトリウム血症による症状は、低血漿浸透圧による中枢神経症状です。血漿浸透圧の低下は細胞外液から細胞内へ浸透圧較差により水分の移動を起こし、脳細胞の膨化（脳浮腫）を起こします。その結果として、脱力感、昏迷、嘔気、嘔吐、痙攣、昏睡にまで至るまでの症状が出現します。こうした症状の発現は低ナトリウム血症に至った時間に左右され、短時間で起こる程症状が強く出現します。

(6) ①脳浮腫により細胞間質の圧が亢進し細胞外液が脳脊髄液中に移動することにより脳圧の亢進を一部緩解します。②脳細胞中から浸透圧物質が細胞外に移動し、細胞内浸透圧が低下することにより脳浮腫を防ぐ機構が働きます。最初にNa, Kという電解質が移動し、ついで有機質、特にアミノ酸（グルタミン、グルタメイト、タオリン）の低下が起こります。

(7) 徐々に起こった低ナトリウム血症は、適応により脳浮腫が減少し脳容積は正常近くに回復している可能性が高く、このような場合に急速に補正すると、急速な血漿ナトリウム濃度の上昇により脳細胞から水を浸透圧較差により引きだし、細胞の収縮を引き起こし、神経突起を含めた細胞とそれを取り囲んでいるミエリン鞘との間に障害を

来します。これを，osmotic demyelinationと呼んでおり，多くの場合致死的です。

(8) 推奨される補正は8mEq/l per dayを超えないこと，最初の数時間は1-2mEq/l per hrを超えないことです。生命を脅かすような症状が消退した場合，または血漿Naが125-130mEq/lに達した場合は，補正の必要がありません。急速に起こった低ナトリウム血症で痙攣や重篤な神経症状の伴う場合は，最初の3-4時間（あるいは症状が消退するまで）は1.5-2.0mEq/l per hrで，しかも，最初の24時間で12mEq/lを超えないように補正します。

(9) 腎臓ではAVPはネフロンの最終部位の集合管細胞のV2 vasopressin receptorと結合します。このリセプターに結合することにより，guanine nucleotide-binding regulatory protein（G protein）の活性化が起こり，adenylate cyclaseの活性化，cyclic adenosine monophosphate（cAMP）の生成，cAMPはprotein kinase Aを活性化し，管腔側にあるaquaporin-2 water-channel proteinsを含んだ細胞質小胞体が融合します。これにより，水不透過性の細胞膜が細胞膜上のaquaporin-2を通して水透過性となり，ナトリウムイオンの浸透圧較差により細胞内に水が吸収され，細胞間質にaquaporin-3，aquaporin-4を通して移動していきます。Aquaporin-2 water channel は vasopressinにより発現してきますが，aquaporin-3, aquaporin-4 water channelsは常時発現しています。これら知見は文献6を参照してください。

（今井　孝祐）

CASE 11

19歳の女性
大量の薬物を内服したと通報してきた

大量の薬物を内服（22時30分ごろ）したことを23時に友人に電話，駆けつけた友人が薬物内服を確認，救急隊を要請した。

1 救急隊，家族，本人に電話で何を確認？

❶ 救急隊到着時のvital signs ▶ 意識：開眼しており呼びかけに反応するが発語はなく興奮状態，血圧：140/80mmHg，脈拍：145/min，呼吸数：22/min，Sp_{O_2}：98％

❷ 主訴は何か？ ▶ 薬物内服

❸ いつ始まったか？ ▶ 約1時間前

❹ 持続時間，増悪／軽快？ ▶ 約1時間の経過と推測され，特に著変なし

❺ 随伴症状はあるか？ ▶ 嘔吐

❻ 救急隊への指示は何か？ ▶ 至急搬送

2 救急部到着時の緊急対応は？

① 最初にvital signsをとり，緊急の生命維持，蘇生処置の必要性を判断

意識：興奮状態，血圧120/60mmHg，脈拍140/min，体温38.5℃，Sp_{O_2} 98％

救急部に午前1時15分救急搬送到着。

緊急の生命維持処置は必要ないが，服薬の種類と量によって今後の対応を決定しなければならない。

② 現症，既往歴を聞きながら理学所見をとる

精神科の受診歴はない。恋人と別れ話があり，自殺目的にて手元にあった市販の風邪薬を内服した。その後で気分が悪くなり嘔吐し，友人に内服した旨を電話で連絡した。

救急部到着時興奮状態，瞳孔は左右差なく5mmと散大しており，対光反射はない。頭部，顔面に瞳孔所見以外に異常なく，項部硬直もない。胸腹部に異常を認めない。四肢に浮腫はなく，病的反射や硬直を認めない。

③ 緊急検査をどのように進めるか

輸液ラインを確保する際にスクリーニングの血液緊急検査を提出する。

緊急血液検査結果：WBC 20,400/μl，RBC 4,560,000/μl，Hb 12.6g/dl，Ht 37.7％，

Plt 477,000/μl, total protein 7.8g/dl, albumin 4.5g/dl, BUN 6.6mg/dl, creatinine 0.51mg/dl, Na 136mEq/l, K 3.4mEq/l, Cl 100mEq/l, AST 18IU/l, ALT 11IU/l, total bilirubin 0.2mg/dl, glucose 212mg/dl, CK 81IU/l, amylase 205IU/l, CRP＜0.1mg/dl

特別な異常を認めない。

標準誘導心電図：洞性頻脈

3 最も考え得る診断は？

急性薬物中毒

内服薬の内容とその成分の確認が必要である。友人および本人からの聴取により下記の薬物を内服したことが判明した。

＊パブロン 130tablets

3錠中（アセトアミノフェン：300mg，塩化リゾチーム：20mg，リン酸ジヒドロコデイン：8mg，ノスカピン：16mg，dl-塩酸メチルエフェドリン：20mg，マレイン酸カルビノキサミン：2.5mg，グアイフェネシン：41.67mg，無水カフェイン：25mg，ビスイブチアミン（ビタミンB1誘導体）：8mg，ビタミンB2：4mg）

＊バッファリン 50tablets

1錠中（アスピリン：330mg，ダイアルミネート：150mg）

＊コルゲン 48tablets

9錠中（イブプロフェン：450mg，d-マレイン酸クロルフェニラミン：3.5mg，リン酸ジヒドロコデイン：24mg，グアイフェネシン：250mg，dl-塩酸メチルエフェドリン：60mg，無水カフェイン：40mg）

＊サリドン 4tablets

2錠中（エテンザミド：500mg，アセトアミノフェン：220mg，ブロムワレリル尿素：200mg，無水カフェイン：500mg）

主要成分の服薬量：アセトアミノフェン13.5g，リン酸ヒドロコデイン475mg，dl-塩酸メチルエフェドリン1,187mg，アスピリン16.5g

嘔吐をしており正確な量は不明であるが，相当量を内服し吸収されたものと想定される。

4 さらにどのように検査を進めるか？

服薬後数時間経過しているが，アスピリンを大量に内服していること，意識レベルが

誤嚥の心配のないレベルであることを考慮して，胃洗浄を行う．

現在肝機能に異常を認めないが，アセトアミノフェン（acetaminophen）中毒を想定して，集中治療部に収容して厳重な肝機能の監視が必要である．

5 治療に対する反応は？

胃洗浄にて，特に薬物の痕跡らしきものは認められず，活性炭10gを注入して胃チューブをクランプする．アセトアミノフェンの中毒量を摂取しているので，N-acetylcysteineを初回7,000mg（about 140mg/kg），以後4時間ごとに3,500mg経管投与する．本邦にはacetylcysteineの内服薬はなく，ムコフィリン®として気管内直接注入あるいは噴霧吸入用の薬剤がある（acetylcysteine 20％液）．この薬物は経口投与，アセトアミノフェン中毒に対する薬効を特に承認されていないので，患者本人および親族からinformed consentをとって胃管から注入する．

6 帰宅，入院，専門診療科への consultation ？

薬物内服直後に明らかな症状がないからといって，アセトアミノフェンを大量に内服した場合は帰宅させてはならない．初期にはこれといった臨床症状がないのが特徴であり，疑わしい場合にはN-acetylcysteineをできるだけ早期に投与しないと，肝不全を高率に起こす．本症例は同時に内服したリン酸ヒドロコデイン，dl-塩酸メチルエフェドリンのためと考えられる瞳孔散大，頻脈が認められたが，徐々にこれは落ち着いた．自殺企図であることから，精神神経科が受け持ちとなり集中治療部に収容，肝機能障害が発現した場合は消化器内科が併診することとなった．

本症例は内服24時間後には意識レベル清明となり会話に応じられるようになったが，肝逸脱酵素は内服48時間後近辺をピークとしてAST，ALTともに5,000以上に上昇，prothrombin timeは16.6％にまで低下したが，その後は後遺症を残さずに回復した（表1）．アセトアミノフェンによる肝障害は，極期の肝細胞障害強くても後遺症を残さずに回復するのが特徴である．回復後は精神科の治療を受けて安定した精神状態にあり，約2週間で退院，経過観察となっている．

表1　血液検査主要データの経時的変動

Time (hr)	3	18	36	60	84	108	204
AST (IU/l)	18	60	165	5,130	1,397	339	30
ALT (IU/l)	11	58	187	5,260	3,111	2,243	533
Total bilirubin (mg/dl)	0.2	0.6	0.6	0.6	2.0	2.9	0.5
Prothrombin (sec)		16.9	31.8	37.6	20.8	12.3	7.9
Prothrombin (%)		36.8	19.2	16.6	31.0	54.1	128.5
PT-INR		1.77	3.15	3.67	2.09	1.32	0.89
APTT (sec)		32.9	42.5				
BUN (mg/dl)	6.6	6	5	6	6	4	7
Creatinine (mg/dl)	0.51	0.84	0.77	0.83	0.71	0.72	0.6
Blood glucose (mg/dl)	212	124	138	109	93	96	120
White blood cell (×10³/ml)	20.4	19.9	25.6	13.1	7.0	4.9	4.0
Hemoglobin (g/dl)	12.6	13.8	13.6	12.8	11.7	10.1	9.4

時間軸は推定された内服後の経過時間

7　病態生理

　アセトアミノフェン（N-acetyl-para-amino-phenol：APAP）は治療量を服用した場合は，肝臓においてグルクロン酸あるいは硫酸抱合されて安全に代謝，排泄され，ごく一部（約5％）がcytochrome P450 2E1（CYP2EI）により酸化され，反応性の高い毒性のN-acetyl-p-benzoquinoneimine（NAPQI）が形成される。NAPQIはreduced glutathione（GSH）と結合して安全な水溶性のmercapturic acidとなり腎臓より排泄されるが，アルコールや飢餓はGSHの減少のため障害が起こりやすい[1]。多量のアセトアミノフェンを内服するとP450で代謝される量が増加し，GSHで処理される以上のNAPQIが産生され，細胞構成成分の蛋白，DNAと結合して細胞障害を来す[2]。成人で150mg/kg，7.5-10g，小児で200mg/kgを超えるとcentrilobular hepatic necrosisを起こす[3]。慢性アルコール中毒，栄養不良，抗痙攣薬の投与などでP450が誘導されているもの，グルタチオンが枯渇しているもの（最近致死量以下のアセトアミノフェンを内服したもの）にあっては4-6gの内服でも中毒を起こす[3]。

診断のポイント

　アセトアミノフェンは経口摂取後速やかに吸収されて1時間以内に血漿濃度はピークに達し，治療量の投与では半減期が2-4時間であり，副作用の少ない汎用されている安全な解熱鎮痛薬（抗炎症作用はほとんどない）である．しかし，アセトアミノフェン中毒は欧米では比較的多くみられる疾患であり，paracetamol intoxicationとしてよく知られている．本邦ではアセトアミノフェンの単剤が普及していないこともありまれであるが，時に本症例にみるように市販の風邪薬を大量内服して問題になる症例がある．自殺目的で多量の薬物を服用した場合と，自殺企図ではなくアルコール多飲者，あるいは低栄養状態にあるものが中毒量以下の薬物を頻回に内服した結果，中毒に発展することがある．典型的な都市部の病院からの報告としては，Parkland Memorial Hospital（米国テキサス，ダラス）での1992,1,1-1995,4,30の期間にアセトアミノフェン中毒で肝機能障害を来した患者は71名であり，そのうち自殺目的で内服したのは50名，自殺目的ではなく鎮痛のためアルコールと一緒に内服したのが21名であった．死亡したのは前者で1名（2％），後者で4名（19％）であり，過誤で過量内服となったものの方が予後不良であった[1]．自殺目的と異なり，症状が明確に出現してから医療機関を受診するための治療の遅れがその原因と想定される．

　治療を行わなかった場合のアセトアミノフェン中毒は次の4期に分けられる．

　I期：0-24時間（無症状期），食欲不振，全身倦怠感，脱力，発汗，嘔気，嘔吐．最初の12時間は嘔気，嘔吐以外の症状がないのが普通．

　II期：24-48時間（肝障害の開始期），右上腹部痛，嘔気，肝機能異常．

　III期：72-96時間（重篤な肝不全期），脳症，凝固異常，低血糖，肝機能の異常はピークを示し，ASTはしばしば10,000以上に達する．急性腎不全を併発することがある．

　IV期：4日-2週間（回復期），死亡するか回復するかのいずれかである．プロトロンビン時間がさらに延長し，アンモニア，ビリルビンが上昇する場合は肝移植を必要とする．回復する場合は，内服後5-7日で著明な改善を示す[3]．

鑑別診断

　ウイルス性肝炎，胆道閉塞，劇症肝炎

治療の原則

　アセトアミノフェンを成人で7.5g，小児で150mg/kg以上を摂取した場合，内因性のグルタチオンが枯渇しN-acetylbenzoquinoneimineが蓄積し細胞蛋白の障害から肝障害を

来す．これに対して，N-acetylcysteineの投与はグルタチオンを補充し，アセトアミノフェン内服後望ましくは8時間以内，遅くても服薬後16時間以内で有効と考えられてきたが，最近の知見では肝不全に進展した患者であっても投与すべきと報告されている．最初のloading dose 140mg/kg，維持量として70mg/kgを4時間ごとに肝機能の生化学的マーカーが改善するまで原則として17回（72時間コース）投与する[4]．服薬後の時間と，血液検体中の薬物濃度から服薬量を推定するRumack-Matthew nomogramが開発されており，成書[2]あるいは文献3に記載されているので参照頂きたい．しかし，本邦ではアセトアミノフェンの血中濃度を迅速に測定できる施設は限られており，一般的でない．この場合，疑わしい場合は積極的にN-acetylcysteineを投与する"If in doubt, treat with N-acetylcysteine"[5]．N-acetylcysteineは経口的に投与する．もし嘔吐により十分投与できない時は，制吐薬metoclopramide（0.1-1.0mg/kg, iv初回量10mg）（プリンペラン®，10mg/2ml ample），droperidol（20-150μg/kg, iv），ondansetron（50-150mg/kg iv，初回量4mg）（ゾフラン®，4mg/2ml ample）を投与後再投与する．内服1時間以内に嘔吐してしまった場合は，制吐薬投与後，同量を再投与する．溶液（20% solution，20g per 100ml）で供給されているので，ジュースあるいはソフトドリンクで約4倍に希釈（5% solution）して飲みやすくして投与する[2]．NACそれ自体に嘔吐誘発作用がある．経静脈投与可能な薬剤は開発されておらず，経口薬をmicropore filterを通して静脈投与可能な製剤を院内で調剤することになるが，緊急時に実際的でない[3]．内服後1時間以内であるならば胃洗浄が有効であり，胃洗浄の後に活性炭を成人では50g，小児では1g/kgを投与する．1時間以上経過していても，活性炭は有効性が期待できるため投与し，N-acetylcysteine投与との間隔を1-2時間あける方が望ましい．

知識の整理のための設問

(1) アセトアミノフェンが肝毒性を起こす機序を説明してください．
(2) アセトアミノフェンの標準的中毒量をあげてください．
(3) N-actylcysteineの作用機序を説明してください．
(4) N-acetylcysteineの投与量，投与方法を説明してください．本邦で利用できる薬品名もあげてください．
(5) アセトアミノフェン中毒の時間経過による病態を示してください．
(6) 中毒量以下の内服でも中毒の危険がある場合をあげて説明してください．
(7) P450に関してアセトアミノフェンとの関連で説明してください．

【文 献】

1) Schiodt F V, Rochling FA, Casey DL, et al. Acetaminophen toxicity in an urban country hospital. N Engl J Med 1997 ; 337 : 1112-1117.
2) Linden CH. Acetaminophen. In : Irwin RS, Rippe JM, editor. Irwin and Rippe's Intensive Care Medicine, 5th ed. Philadelphia : Lippincott Williams & Wilkins ; 2003. p. 1354-1362.
3) Mokhlesi B, Leikin JB, Murray P, et al. Adult toxicology in critical care. Part Ⅱ : Sepcific poisonings. CHEST 2003 ; 123 : 897-922.
4) Chu J, Wang RY, Hill NS. Update in clinical toxicology. Am J Respir Crit Care Med 2002 ; 166 : 9-15.
5) Jones AL,Volans G. Management of self poisoning. BMJ 1999 ; 319 : 1414-1417.
6) Roden DM. Principles of clinical pharmacology. In : Kasper DL, Braunwald E, Fauci AS, et al, editor. Harrions's Internal Medicine, 16th ed. New York : McGraw-Hill ; 2005. p. 13-25.
7) 中木敏夫．薬物相互作用：共通の代謝酵素をもつ薬を併用する時の注意点．日集中医誌2005 ; 12 : 179-181.

知識の整理のための設問の回答

(1) アセトアミノフェン（N-acetyl-para-amino-phenol：APAP）は肝臓においてグルクロン酸あるいは硫酸抱合されますが，ごく一部（約5％）がCYP2EIにより酸化され，反応性の高い毒性のN-acetyl-p-benzoquinoneimine（NAPQI）が形成されます。NAPQIはreduced glutathione（GSH）と結合して安全な水溶性のmercapturic acidとなり腎臓より排泄されます。多量のアセトアミノフェンを内服するとP450で代謝される量が増加し，GSHで処理される以上のNAPQIが産生され，細胞構成成分の蛋白，DNAと結合して細胞障害を来します。

(2) 成人で150mg/kg，7.5-10g，小児で200mg/kgを超えると危険とされています。内服後4時間以上経過した時点（消化管からの吸収が完了）での血中濃度から，内服量を推定する換算表が用意されていますので文献2, 3を参照してください。血中濃度は抗体を使用して行いますが，本中毒が欧米に比較して少ない本邦では，各病院で迅速にこれを測定する体制はまれと思います。

(3) reduced glutathione（GSH）は静脈内投与しても細胞膜を通過しないため，細胞内にとりこまれません。そのためにN-acetylcysteine（NAC）が投与されます。

　1. 細胞内でNACはcysteine（GSHの前駆体）に変換され，細胞内GSHを増加させます。

　2. NAC，cysteineはそれ自体がsulfhydryl groupをもっているのでGSHの作用を代替えします。

3. NACがsulfur substrateを供給することによりアセトアミノフェンの硫酸結合物を形成し無毒な代謝産物とします。
4. NAPQIをその前駆体に変換します。

以上の機序が現在想定されています[2]。

(4) loading dose 140mg/kg, 維持量として70mg/kg per 4hrを肝機能の生化学的マーカーが改善するまで，原則として17回（72時間コース）経口投与します。嘔気が強い場合は，制吐薬metoclopramide（0.1-1.0mg/kg, iv初回量10mg）（プリンペラン, 10mg/2ml ample），droperidol（20-150μg/kg, iv），ondansetron（50-150mg/kg iv, 初回量4mg）（ゾフラン®, 4mg/2ml ample）を投与後に投与します。内服1時間以内に嘔吐した場合は，制吐薬投与後，同量を再投与します。溶液（20％solution, 20g per 100ml）で供給されているので，ジュースあるいはソフトドリンクで約4倍に希釈（5％solution）して投与することが推奨されます。本邦では，気管内直接注入あるいは噴霧吸入用の薬剤（acetylcysteine 20％液）が市販されています。ムコフィリン®（サンノーバ/エーザイ），アセティン®（千寿/武田）などです。

(5) 多量のアセトアミノフェン内服後の自然経過は次の4期に特徴づけられます。

Ⅰ期：0-24時間（無症状期），食欲不振，全身倦怠感，脱力，発汗，嘔気，嘔吐。最初の12時間は嘔気，嘔吐以外の症状がないのが普通です。

Ⅱ期：24-48時間（肝障害の開始期），右上腹部痛，嘔気，肝機能異常が出現してきます。

Ⅲ期：72-96時間（重篤な肝不全期），脳症，凝固異常，低血糖，肝機能の異常はピークを示し，ASTはしばしば10,000以上に達します。急性腎不全を併発することもあります。

Ⅳ期：4日-2週間（回復期），死亡するか回復するかのいずれかです。プロトロンビン時間がさらに延長し，アンモニア，ビリルビンが上昇する場合は肝移植を必要とします。回復する場合は，内服後5-7日で著明に改善します。

(6) 慢性アルコール中毒，栄養不良，抗痙攣薬の投与などでP450が誘導されているもの，グルタチオンが枯渇しているもの（最近致死量以下のアセトアミノフェンを内服したもの）にあっては4-6gの内服でも中毒を起こすことが報告されています。

(7) 経口投与された薬物は消化管から吸収され，肝臓で代謝されます。肝臓での代謝は"PhaseⅠ""PhaseⅡ"に分類されます。"PhaseⅠ"では排泄されやすい極性の高いもの（通常酸化）に薬物が代謝されます。"PhaseⅡ"では薬物がglucuronyl-, acetyl-, sulfo- and methyltransferasesによって代謝されます。"PhaseⅠ"では

cytochrome P450（CYP）monooxygenase superfamilyによって抱合代謝されます。CYPsは多くのisoenzymeをもっており，薬物代謝で重要なのはCYP3A4，CYP3A5，CYP2D6，CYP2C9，CYP2C19，CYP1A2，CYP2E1です。アセトアミノフェンはCPY2E1により代謝されます。これらに関しては文献6，7を参照してください。

（今井　孝祐）

CASE 12

55歳の男性
意識消失発作と息苦しさを訴える

> 事務所の引越しの仕事をしていて，意識消失，倒れてすぐに意識回復したが胸が苦しいことを訴えて救急隊要請，CCU-netを経由して搬送されてくる．

1 救急隊，家族，本人に電話で何を確認？

❶ 救急隊到着時の vital signs ▶ 意識：清明だが座位を取れず仰臥位であった，血圧：70mmHg（触診），脈拍：120/min，呼吸数：22/min，Sp$_{O2}$：96％

❷ 主訴は何か？ ▶ 胸が苦しい

❸ いつ始まったか？ ▶ 突然に

❹ 持続時間，増悪／軽快？ ▶ 仰臥位をとっていれば軽快

❺ 随伴症状はあるか？ ▶ 意識消失発作

❻ 救急隊への指示は何か？ ▶ 酸素投与，ショック体位をとって至急搬送

2 救急部到着時の緊急対応は？

① 最初に vital signs をとり，緊急の生命維持，蘇生処置の必要性を判断

意識：清明，血圧：40-60mmHg（触診），脈拍：130/min，体温35.2℃，Sp$_{O2}$ 100％（O$_2$：10 l/min）

意識は清明だが血圧低く，頻脈，手足は冷たく湿っており頸静脈の怒張はなく，モニター上の心電図は洞性頻脈であり心原性というよりは循環血液量減少性／敗血症性ショックが疑われる．細胞外液を補液しながら現症，検査を進めることとする．

② 現症，既往歴を聞きながら理学所見をとる

3日前より緑色水様性の下痢が7-8回/日あり，持続している．腹痛，熱感はなかった．昨日も口渇感あったが特に飲水を積極的に行うことはなかった．下痢の始まる前日に刺身を夕食に家族と一緒に食べた以外に特別なものは摂取しておらず，外食の既往もない．家族に同様な症状はない．

昨年，上行大動脈解離で人工血管置換術を受けており，術後右手の握力低下・知覚低下が認められ，頭部CT検査にて脳梗塞と診断された．リハビリテーションにより，日常生活に支障ない程度に回復している．

口腔内がやや乾燥している以外にHEENT（head, ears, eyes, nose, throat）に著変ない．胸部に頻脈以外に所見なく，腹部は腸雑音がやや亢進している以外に圧痛などの異常所見はない．四肢に浮腫，異常反射を認めない．

③ 緊急検査をどのように進めるか

下痢が3日間持続していることから乳酸リンゲル液の急速輸液を行いながら緊急血液検査，標準誘導心電図，動脈血血液ガス分析，胸腹部単純X線撮影，便培養を行うこととする．

緊急血液検査結果：WBC 9,500/μl, RBC 5,490,000/μl, Hb 16.5g/dl, Ht 49.2％, Plt 256,000/μl, total protein 10.2g/dl, albumin 4.6g/dl, BUN 42.5mg/dl, creatinine 5.30mg/dl, Na 130mEq/l, K 4.3mEq/l, Cl 92mEq/l, AST 21IU/l, ALT 19IU/l, total bilirubin 0.5mg/dl, glucose 248mg/dl, CK 115IU/l, CK-MB 0.7, Troponin-I 0.12μg/dl, amylase 97IU/l, CRP 15.5mg/dl, PT 13.7sec, PT％ 64.1％, PT-INR 1.24, APTT 20.4sec, pH 7.294, Pa_{CO2} 26.1mmHg, Pa_{O2} 121.0mmHg, HCO_3^- 12.3mEq/l, base excess −12.5mEq/l, U-Na 23mEq/l, U-K 78mEq/l, U-UN 151mg/dl, U-creatinine 274mg/dl，（U：urinary）

血液濃縮の所見が顕著である．電解質はNa，Clがやや低下しており，また，呼吸性に代償された代謝性アシドーシスが顕著である．BUN，creatinineともに上昇しているが尿中のNaは低く，尿細管でNaの再吸収が行われていることを示し，尿中urea-N，creatinineは高値であることとあわせて，腎前性の腎不全である．白血球増多，CRP高値と炎症所見も明らかである．

標準誘導心電図：洞性頻脈

胸，腹部X線撮影：特別な異常所見なし．

3 最も考え得る診断は？

急性下痢症による脱水症

急激に発症していることから細菌性が最も疑われるが，発熱，腹痛がみられず機能的な下痢も否定はできない．

4 さらにどのように検査を進めるか？

低血圧の原因は脱水によるものと考えてよさそうだが，普通に日常生活ができていて経口摂取も普通にできる状態で下痢のみで腎前性腎不全を来すほどに脱水が高度に起こるものであろうか．なんらかの摂水制限の原因があるのか，補液を行いながら検査値を

追跡し，あわせて便培養の結果を待つことにする。脱水が高度であるので経口の水分補給のみでは補正できず，乳酸リンゲル液を主体に血圧，尿量が回復するまで補液を行うこととする。また，発熱，腹痛はないが，下痢が高度であることから，経験的抗生物質投与も経過によっては考慮する。

5 治療に対する反応は？

　救急部で乳酸リンゲル液の投与3lを2時間で行うが，依然として血圧は70-80mmHg台であり，ドパミンの持続投与を開始した。輸液管理の指標として中心静脈カテーテルを挿入し，中心静脈圧は1-2mmHgと低値であった。乳酸リンゲル液の投与が3,000mlを超えたあたりから，ドパミン10μg/kg per min投与下で血圧がようやく上昇し始めた（90mmHg台）。下痢は持続しているが，発熱，腹痛はない。

6 帰宅，入院，専門診療科への consultation ？

　消化器内科に consultation を求め，消化器内科担当で集中治療部に収容し治療を行うこととなった。炎症所見は顕著であるが，発熱，腹痛がないため整腸薬（ラックビー®，ビオフェルミン®）にて経過を見たが，一日約2,000ml/dayの緑色水様便がみられ，1日4 lの補液では補正が不足であった（表1，第1・2病日）。第2病日に来院時に採取した便からサルモネラ：*Salmonella Sp.* 血清群O4が検出され，菌量3+ であった。赤痢菌：*Shigella*，ビブリオ：*Vibrio*，キャンピロバクター：*Campylobacter*，病原性大腸菌O-157：*E. coli* O-157は陰性であった。血液，尿からは菌は検出されなかった。抗生物質には特に耐性はなく，レボフロキサシン：levofloxacin（LVFX，クラビット®）300mg/dayの内服を開始してから徐々に下痢は減少し，第6病日よりは固形便がでるようになった。腎前性腎不全以外に他臓器に障害を起こすことなく，血液濃縮，腎機能も第6病日にはほぼ正常化し，経口摂取も徐々に増加した（表1）。便培養陰性を確認して第10病日に退院できた。なぜ，下痢に対して十分な水分摂取がとれなかったかは十分に説明できず，また，サルモネラ感染症であったにもかかわらず腹痛，発熱が全くみられなかったことは非定型的であった。感染経路も特定できなかった。

表1 血液・尿の主要検査値の経時的変動

Day	0	1	2	3	6
WBC (/μl)	9,500	7,400	7,600	6,300	9,500
Hb (g/dl)	16.5	13.6	14.8	13.9	12.6
Ht (%)	49.2	39.8	42.9	39.9	35.9
Plt (/μl)	256,000	218,000	21,800	238,000	294,000
Total protein (g/dl)	10.2	7.3	7.7	6.9	6.4
Albmin (g/dl)	4.6	3.3	3.2	2.9	3.2
BUN (mg/dl)	42.5	56.7	65.5	55.6	12
Creatinine (mg/dl)	5.30	4.25	2.98	1.70	1.10
Na (mEq/l)	130	132	134	138	140
K (mEq/l)	4.3	3.2	3.6	3.4	4.1
Cl (mEq/l)	92	97	99	103	106
Glucose (mg/dl)	248	135	124	101	
Amylase (IU/l)	97	65	217	414	
CRP (mg/dl)	15.5	14.9	15.0	6.8	3.4
pHa	7.294	7.375	7.410	7.435	
Pa_{CO2} (mmHg)	26.1	34.3	32.8	34.1	
Pa_{O2} (mmHg)	121	94.4	85.0	87.3	
HCO_3^- (mEq/l)	12.3	19.6	20.4	22.5	
Base excess (mEq/l)	−12.5	−4.3	−2.9	−0.6	
U-Na (mEq/l)	23	27	20	26	
U-K (mEq/l)	78	52.6	39	24.8	
U-UN (mg/dl)	23		757		
U-creatinine (mg/dl)	274	234.4	217	171.0	

U：urinary

7 病態生理

　下痢は最も頻回に遭遇する訴えであり，発展途上国では依然として主要な死亡原因であることが報告されている[1,2]が，循環動態が変動するほどの脱水にまで至って救急部に搬送されてくることは本邦ではまれである．本症例により，本邦でも下痢でショックにまで至る症例のあることを改めて認識した．急性下痢症は，3-4回/日の排便あるいは200g以上の排便が14日以内にみられる場合であり，14日以上持続する場合は慢性下痢症に分類される．

　小腸から大腸に通常1,000-1,500ml/dayの液体が送られ，このうちの100-200mlが便として排泄される．大腸での最大吸収能力は4,500ml/dayである[3]．これ以上の量の液

表2　下痢の原因による分類

A．分泌亢進によるもの
　コレラ：*Cholera*
　病原性大腸菌：*Enterotoxigenic E. coli*
　消化管ホルモン過剰分泌：Excess gut hormone secretion（eg. ヴィプローマ：Vipoma）

B．浸透圧異常によるもの（再吸収阻害）
　乳糖不耐症：Lactose intolerance
　緩下剤濫用：Laxative abuse

C．消化管の運動異常によるもの（再吸収阻害）
　アミロイド症：Amyloidosis
　強皮症：Scleroderma

D．消化管の短縮によるもの
　小腸切除後

E．吸収不良

（Dobb G. Diarrhea. In : Webb AR, Shapiro MJ, Singer M, et al, editor. Oxford Textbook of Critical Care. Oxford : Oxford University Press ; 1999. p. 350–353.より引用[3]）

体が大腸に送られるか（小腸での分泌の亢進）（表2 A），大腸での再吸収が障害されるか（表2 B，C），いずれかの機序で下痢が起こる（表2）。

　細菌毒素による下痢は，細菌毒素により小腸粘膜細胞の cyclic adenosine monoposphate（cAMP）濃度が上昇し，細絨毛上皮細胞膜蛋白：microvillus membrane proteins の燐酸化が起こり，クロライドチャネル：chloride channel が開き，塩化物：chloride の消化管内への分泌，NaCl の再吸収の阻害，水電解質の喪失，下痢となる（表3）[2,3]。この分泌亢進に関与する消化管粘膜細胞のイオン輸送には，paracrine, immunological, neural, and endocrine factors が複雑に関与しており，PINES（paracrine-immuno-neuro-endocrine system）と呼ばれる（表3）[2]。関与しているメデエーターは，prostaglandins, 5-hydroxytryptamine（5-HT），substance P, vasoactive intestinal peptide（VIP）である[2]。消化管での再吸収の阻害は，消化管粘膜細胞の水電解質，栄養素の移送の阻害，小腸での分泌あるいは再吸収阻害による高浸透圧消化管内容物が大腸に送られてしまうこと，大腸粘膜細胞自体の細菌による障害によって起こる[2]。

　細菌性下痢はいずれも汚染された食物を摂取したことにより起こり，本邦でみられる主要な起炎菌は *Salmonella*, *Shigella*, *Staph. aureus*, *E. coli*, *C. difficile* である。いずれも小腸での粘膜細胞からの分泌過多により水様下痢便が起きる。すでに産生された毒素を摂取することにより症状を起こすもの，および消化管内で毒素を産生するものによ

表3 細菌の消化管毒とその作用機序

消化管毒素	情報伝達	副次的伝達経路
コレラ毒		
コレラ毒素		ENS, 5-HT
E. coli heat labile toxin I (LT-1)	cAMP	ENS
E. coli heat labile toxin II (ILT-II)	cAMP	ENS
サルモネラ消化管毒	cAMP	?
赤痢消化管毒 (ShET I + II)	cAMP	?
耐熱性毒素族		
E. coli heat stable toxin (ST *a*)	cGMP	ENS
Enteroaggregative *E. coli* heat stable toxin I (EAST-I)	cGMP	?
Yersinia entercolifica heat stable ltoxin (Y-ST)	cGMP	?
V cholera non-O1 heat stable toxin (NAG-ST)	cGMP	?
他の消化管毒		
accessory cholera enterotoxin	?	?
Clostridium difficile toxin A	Ca^{++}	Cytoskeleton
Enteroinvasive *E. coli* toxin	?	?
Plesiomonas shigelloides LT + ST	?	?
Aeromonas hydrophila enterotoxin	?	?

ENS：enteric nervous system
(Casburn-Jones A, Farthing M. Mangement of infectious diarrhoea. Gut 2004；53：296-305. より引用[2])

る場合は，ひどい嘔吐と下痢があるが発熱がないのが特徴である（**表4** A）。消化管に接着して障害を及ぼすものでは，嘔吐は通常ひどくなく腹痛，腹鳴が顕著で発熱を伴う（**表4** B）。細胞毒産生型，および消化管壁浸潤型では高熱と腹痛を特徴とする（**表4** C，D）[4]。

表4　急性細菌性下痢の病原菌と臨床症状の特徴

病原菌	潜伏期	嘔吐	腹痛	発熱	下痢
A．毒素産生型					
既生成毒素により症状を起こすもの					
Bacillu cereus	1〜8h	3-4+	1-2+	0-1+	3-4+ w
Staphylococcus aureus：黄色ブドウ球菌，*Clostridium perfringens*：ウエルシュ					
腸毒素（enterotoxin）により症状を起こすもの					
Vibrio cholerae	8〜72h	2-4+	1-2+	0-1+	3-4+ w
Enterotoxigenic *Escherichia coli*，*Krebsiella pneumoniae*，*Aeromonas* species					
B．消化管に接着して毒性を発揮するもの					
Enteropathogenic, enteroadherent	1〜8d	0-1+	1-3+	1-2+	1-2+ w
E. coli，*Giardia* organisms：鞭毛虫類，Cryptosporidiosis，Helminths：蠕虫					
C．細胞毒を産生するもの					
Clostridium difficile	1〜3d	0-1+	3-4+	1-2+	1-3+ w, b
Hemorrhagic *E. coli*	12〜72h	0-1+	3-4+	1-2+	1-3+ b
D．粘膜に浸潤していくもの					
軽度の炎症を伴うもの					
Rotavirus，Norwalk agent	1〜3d	1-2+	2-3+	3-4+	1-4+ w
さまざまな程度の炎症					
Salmonella	12h〜11d	0-3+	2-4+	3-4+	1-4+ w, b
Campyloacter，*Aeromonas* species，*Vibrio parahaemolyticus*，*Yersinia*					
重篤な炎症を起こすもの					
Shigella species	12h〜8d	0-1+	3-4+	3-4+	1-2+ b
Enteroinvasive *E. coli*，*Entamooeba histolytica*					

w：水溶便
b：血便

(Ahlquist DA, Camilleri M. Diarrhea and constipation. In：Kasper DL, Braunwald E, Fauci AS, et al, editor. Harrison's Principles of Internal Medicine, 16th ed. New York：McGraw-Hill；2005. p. 224-233. より引用[4])

診断のポイント

　急性下痢症は，嘔気，腹痛，全身症状，低栄養を伴うことが多いが，本症例では嘔気，腹痛がみられなかったことが，脱水が重篤化した原因と考えられる。急性下痢症の90％以上は感染によるものである。ほとんどの下痢は1日程度の経過で改善するので便培養も不要である。頻度の高いのはnoroviruses，rotavirusesによるものであり（特に冬季），水分補給のみで1-3日の経過で軽快する。発熱がみられたり，血便，下痢が数日間持続する時は便培養が必要であり，*salmonella*，*shigella*，*campylobacter*，Shiga toxin-producing *E. coli* の検索を行う。下痢の原因が感染症によるものか，ほかの原因，機能的な消化管異常，あるいは炎症性の消化管病によるかは，詳細な臨床経過の観察による。

鑑別診断

過敏性腸症候群（irritable bowel syndrome：IBS），クローン病，虚血性大腸炎

治療の原則

急性細菌性下痢の治療は，1）水分電解質の補給，2）消化管運動抑制薬・分泌抑制薬，3）抗生物質の投与である。

1）水分電解質の補給：嘔吐が激しくない限り，通常経口投与を早期に始めることで十分代償できる。経口投与の内容は，従来90mEq/lのNaを含んだ液が推奨されてきたが，これよりも低調なNa 75mEq/l，245mosm/kgの水溶液が現在は推奨されている。糖のかわりにでんぷん質，米澱粉を加えたものが工夫されている。これら経口補水療法は発展途上国での下痢による幼小児の死亡率低下を目指して開発されてきた（http://www.who.int/child-adolescent-health/で Diarrhoea treatment guidelines including new recommendations for the use of ORS and zinc supplementation for clinic-based healthcare workers）。本邦ではソリタT顆粒2号，3号が市販されており，ほぼこれに近似の組成である。市販のスポーツドリンクは電解質濃度が低く，下痢に対する補給療法には不適切である。

2）消化管運動抑制薬・分泌抑制薬：前者は消化管での通過時間が長くなることにより，水・電解質の再吸収を亢進させて下痢が軽減することを期待している。塩酸ロペラミド（loperamide hydrochloride）が一般にこの目的で使用されているが，細菌性下痢に対しては問題があり，一般に使用されない。後者では，enteric nervous system（ENS）に対する薬剤が開発中であり，特にenkephalinase inhibitor，racecadotrilが小腸における内因性enkephalinの作用を増強することにより有効性が期待されている。また，旅行者下痢に対してbismuth salicylateが有効であり，本邦では次炭酸ビスマス（bismuth subcarbonate），次硝酸ビスマス（bismuth subnitrate），次没食子ビスマス（bismuth subgallate）が使用できるが，細菌性下痢に使用することには問題があり一般に使用しない。

3）抗生物質：いくつかの急性水様性下痢症に対して抗生物質の投与は期間と重症度を軽減できる（表5）。血便を伴う場合は，それぞれの起炎菌に対して有効な抗生物質

表5　急性感染性下痢症に対する抗菌薬療法

起炎菌	推奨される抗生物質・化学療法（成人）
Shigella	fluoroquinolones（キノロン，ニューキノロン剤） （例：ciprofloxacin シプロキサン 800mg/day，分2，5日間，norfloxacin 800mg/day，分4，3-5日間，levofloxacin クラビット，600 mg/day，分3，3-5日間），第3世代セファロスポリン
Salmonella （*nontyphispecies*）	軽〜中等度症状のほかに合併症のない人には必要ない 重篤な症状の場合，年齢が12ヶ月以下，50歳以上，合併症のある場合はfluoroquinoloneをshigellaと同様に投与，5-7日間，第3世代セファロスポリン
E. coli （enterotoxigenic, enteropathogenic, enteroivasive）	fluoroquinolones（キノロン，ニューキノロン剤） （例：ciprofloxacin シプロキサン 800mg/day，分2，5日間，norfloxacin 800mg/day，分4，3-5日間，levofloxacin クラビット，600mg/day，分3，3-5日間
E. coli Shiga toxin- Producing（O-157：H7）	消化管の運動抑制剤と抗生物質は投与しない。特にST合剤，fluoroquinolonesをさける。
Campylobacter Spp	erythromycin 800–1,200mg/day，分4，7日間 ciprofloxacin シプロキサン 800mg/day，分2，5-7日間
Toxigenic *C. difficile*	バンコマイシン，125mg/6hr，経口，7-10日間 metronidazole フラジール，1,000–2,000mg/day，分4，7-10日間

（Thielman NM, Guerant RL. Acute infectious diarrhea. N Engl J Med 2004；350：38-47, Casburn-Jones A, Farthing M. Mangement of infectious diarrhoea. Gut 2004；53：296-305. より一部引用[1, 2]）

の投与を行う。*E. coli* O-157に対しては，抗生物質投与が溶血性尿毒症症候群（hemolytic uremic syndrome）の発症を助長することから推奨されていない[5]。

知識の整理のための設問

(1) Oral rehydration therapy とはなんでしょうか。また，その内容を説明してください。
(2) ウイルス性下痢症の原因と治療法を説明してください。
(3) *E. coli* O-157に対する抗生物質療法を説明してください。
(4) 共生微生物療法を説明してください。

【文　献】

1) Thielman NM, Guerant RL. Acute infectious diarrhea. N Engl J Med 2004 ; 350 : 38-47.
2) Casburn-Jones A, Farthing M. Mangement of infectious diarrhoea. Gut 2004 ; 53 : 296-305.
3) Dobb G. Diarrhea. In : Webb AR, Shapiro MJ, Singer M, et al, editor. Oxford Textbook of Critical Care. Oxford : Oxford University Press ; 1999. p. 350-353.
4) Ahlquist DA, Camilleri M. Diarrhea and constipation. In：Kasper DL, Braunwald E, Fauci AS, et al, editor. Harrison's Principles of Internal Medicine, 16th ed. New York : McGraw-Hill ; 2005. p. 224-233.
5) Wong CS, Jelacic S, Habeeb RL, et al. The risk of the hemolytic-uremic syndrome after antibiotic treatment of Escherichia Coli O157 : H7 infections. N Engl J Med 2000 ; 342 : 1930-1936.
6) Parashar UD, Glass RI. Viral gastroenteritis. In : Kasper DL, Braunwald E, Fauci AS, et al, editor. Harrions's Principles of Internal Medicine, New York ： McGraw-Hill, 2005, p. 1140-1143.
7) Isolauri E. Probitotics for infectious diarrhoea. Gut 2003 ; 52 : 436-437.

知識の整理のための設問の回答

(1) 発展途上国では特に小児で下痢に起因する死亡率が非常に高く，コレラ患者に対する治療法としてWHOによって経口的に水分電解質を投与する方法が開発されてきました．これが，oral rehydration therapyであり，それに用いる薬剤（溶解して用いる粉末状の飲料）がoral rehydration salt solutionです．この療法により多くの生命が救われました．その組成を表6に示します．軽～中等症の下痢症に対してこの療法が優れていることは，世界共通です．

(2) Norovirusesは世界中であらゆる年代に流行する，ウイルスによる下痢症の原因です．旅行者下痢の原因でもあり，レストラン，老人ホームなどでの流行も引き起こし，細菌性下痢症以外の急性下痢症の原因の90％を占めると報告されています．年間を通じてみられますが，特に冬季に多いのが特徴です．1-3日で軽快するのが通常の経過で，水分，電解質，栄養の補給を行うのみで改善し，抗生物質や止痢薬の投与は禁忌です．発展途上国でも工業国でも発生率に差はありません．このほかには，rotavirusが小児にみられる代表的なウイルス性胃腸炎の原因です．突然の嘔吐と下

表6　経口電解質補充薬の組成

	(mEq/l)	Na^+	K^+	Cl^-	Carbohydrate %
WHO-ORS (2002)		75	20	65	1.35
Solita T2 granule		60	20	50	3.2
Solita T3 granule		35	20	30	3.3

痢に加えるに，発熱，嘔気，腹痛，食欲不振，倦怠感を伴います[6]。

（3）*E. coli* O-157：H7 は Shiga toxin を遊離することが知られています。Shiga toxin は，血小板減少症，溶血性貧血，腎障害を主徴とする溶血性尿毒症症候群の原因となります。抗生物質は *E. coli* を攻撃することにより Shiga toxin を遊離させ，Shiga toxin が消化管から吸収されやすい環境を作ってしまいます。Wong ら[5]は，多施設共同研究を行い 71 名の *E. coli* O-157 感染小児において 10 名が溶血性尿毒症症候群を発症し，抗生物質投与を受けた患者 9 名のうちの 5 名（56％）が発症，これに対して抗生物質投与を受けなかった患者 62 名では 5 名が発症したのみであり，抗生物質は有意に（$P < 0.001$）溶血性尿毒症症候群の発症に関与していると報告しております。使用された抗生物質は 2 名が trimethoprim-sulfamethoxazole であり，ほかの 3 名はセファロスポリン（cephalosporins）でした。日本における流行の際の成績ではフォスフォマイシン（fosfomycin）の投与が溶血性尿毒症症候群の発症に至ることが少ないと報告されておりますが，抗生物質非投与群との比較がなく断定的でありません。

（4）消化管内には大量の微生物が存在しており，そのうちの相当数は消化管と共生関係にあり，正常な消化管機能を維持するうえで重要な役割を果たしていることが想定されています。特に，*Lactobacilli*，*Bifidobacteria* は小児の rotavirus の下痢期間を短縮する好結果が証明されましたが，ほかの細菌性下痢に対する効果は明確でありませんでした[7]。これら微生物は短鎖脂肪酸を産生し，消化管粘膜上皮の成長に影響することが想定されています。また，炎症性，抗炎症性サイトカインの産生バランスにも影響することが報告されており，今後の研究の進展が期待されています。本症例でも整腸薬として投与されております。

（今井　孝祐）

肺動脈カテーテルは有害か？

　Swan-Ganz catheter（pulmonary artery catheter：PAC）により重症患者の循環動態解析がベッドサイドで可能となり，重症患者の治療に携わる者の病態理解は飛躍的に向上した。肺動脈カテーテルから得られる生理学的データは，治療法の選択に理論的根拠を与えて予後を改善するであろうことに，多くの者は疑問を抱いてこなかった。Connors ら[1]は1996年にこれらの通説に疑問を投げかけた。集中治療部に入室24時間以内にPACを挿入して治療した患者と，同じ重症度で使用せずに治療した患者の解析から，使用した患者の方が30日後死亡率が高く，集中治療部の在室期間が長く，費用もかかるとの報告であった。この研究を契機としてPACの有用性を検証するための大規模臨床研究が組織され，その結果が相次いで報告された。これらの研究の支障となったのは，無作為割り付け試験を行ううえで担当医がPACを使用せずに患者の治療を行うことを，非倫理的であるとして拒否する場合が初期にみられたことであった。

　Rhodes ら[2]はロンドンのSt George's Hospital ICUで，以下のクライテリアでPACを使用した治療が必要と判断した患者を，無作為に使用群と非使用群に分けて治療を行った。①心拍数100/min以上，収縮期動脈圧100mmHg以下が500mlの輸液負荷にても改善しないとき，② 0.5ml/kg per hr以下の尿量が500mlの輸液負荷で改善しない時，③血管作動薬の必要がある時，④人工呼吸を必要とする急性呼吸不全，これらのいずれかに該当する場合である。この基準で最終的に試験が行われたのはPAC挿入群が96名，使用せずに治療したコントロール群が105名であった。28日後死亡率はPAC vs. control groupで47.9％ vs. 47.6％であり，PAC使用による死亡率への影響はなかった。経過中にPAC使用群で腎不全の発症率が高くなる傾向がみられたことは，留意すべきである。このパイロット研究が実施できたことは，PACを使用しないでも治療できるとの考えが一般化し，コントロール群をおくことが非倫理的であるとの批判が，重症患者の治療に関与する者の間から時間とともに希薄となってきたことを示している。

　カナダのCritical Care Clinical Trials Group[3]は，リスクの高い手術患者を対象に無作為比較試験を行った。年齢が60歳以上で，ASA class Ⅲ or Ⅳ，予定あるいは緊急手術（侵襲の大きな腹部，胸部，血管，骨盤骨折の手術）を対象として手術前にPACを挿入し，術後までカテーテルデータを利用して治療を行うか，カテーテルを利用せずに治療を行うかのグループに割り振った。カテーテルを使用しない（standard-care group）群では中心静脈圧の使用は自由であった。データに基づく治療目標は，酸素供給量係数 550–600ml/min per BSA，心係数 3.5–4.5l/min per BSA，平均動脈圧 70mmHg，肺動脈楔入圧 18mmHg，心拍数 120/min以下，ヘマトクリット 27％以上の優先順位で行った。これらの目標をえるために行った治療は，輸液負荷，陽性変力薬，血管拡張薬，昇圧薬，輸血であった。Standard-care group 997，Catheter group 997が登録され，

患者背景は両群間でよく一致した。Standard-care group vs. Catheter groupで，院内死亡率は 7.7％ vs. 7.8％，6ヶ月後生存率 88.1％ vs. 87.4％，12ヶ月後生存率 83.9％ vs. 83.0％と両群間で差がなく，PACの使用は，これを使用せずに治療を行った群との比較で死亡率の減少につながらなかったが，また逆に有害であることもなかった。この結果に対してeditorialsでParsons[4]は，新しい薬剤に対してはその臨床使用に厳密な有効性の立証が必須であるが，新しいtechnologyに対してはそれが要求されておらず，われわれは厳密な証明なしに日常臨床に新しい技術を導入しがちである，と注意を喚起している。

　PACに基づいた治療が有効であろうと想定される典型例は，敗血症で循環動態が不安定な場合である。米国のthe AMCC Sepsis Project Working Group[5]は，敗血症患者でPACを使用した場合の利点を明らかにすることを目的に，重症敗血症でカテーテルデータに基づいて治療した群と，使用しなかった群で成績を比較している。PACを使用するか否かは担当医の判断にゆだねられた。米国内の8つのセンターで1年4ヶ月の間に1,010名の患者が登録され，そのうちの275（27％）がPACを用いて治療された。無作為割り振り試験でないので，カテーテル使用群の患者と病態，パラメーターが一致するcase-matchingをカテーテル非使用群の患者に行い，matched pairs of patientsが141組得られた。全患者では，死亡率はPAC使用群 vs. 非使用群で，123（44.7％）vs. 281（38.2％）とカテーテル使用群で高い傾向にあったが，141名のmatched pairsで比較すると58（41.1％）vs. 66（46.8％）と差がなく，医療費に関しても有意な差がなかった。注目すべき点は，腎不全の発症率が肺動脈カテーテル使用群で高かったことである（オッズ比 3.48）。

　さらに英国で大規模 prospective randomized study[6]が行われた。重症患者を対象として65のICUが参加し，PACを使用群519名，コントロール群522名で，院内死亡率に両者の間で差がなかった（68％：346/506 vs. 66％：333/507）。PACを挿入してから2時間以内に，389（80％）にカテーテルのデータに基づいて治療の変更がなされた。その内容は，200ml以上の輸液を1時間以内に行った（n＝205, 42％），血管作動薬の量を25％以上変更した（n＝211, 42％），血管作動薬を新たに投与した（n＝156, 32％），であった。しかし，これらの治療は生存率の向上に寄与しなかった。

　高リスクの手術患者，重篤な敗血症，外科／内科系を問わない重篤な病態，いずれもPACに基づいた治療が有効と考えられる病態であるが，生存率の向上を認めなかった反面，特に不利益な点もなかった（腎不全の発症が高いことが文献 2, 5で認められていることは，今後の検討が必要である）ことは，今後の臨床使用に路を残していると考える。重症病態の治療はPACから得られるデータに基づいて行われてきており，重症病態の変動は今までのデータの蓄積により理解でき，PACより得られるデータはそれを裏付けるものであることが多い。PACによって得られた成果に基づいて治療を行っているところで，使用群，非使用群に割り振ってその有効性を立証しようとする試みに無理があると筆者は考えている。

【文 献】

1) Connors AF Jr, Speroff T, Thomas C, et al. The effectiveness of right heart catheterization in the initial of critically ill patients. JAMA 1996 ; 276 : 889-897.
2) Rhodes A, Cusack RJ, Newman PJ, et al. A randomised, controlled trial of the pulmonary artery catheter in critically ill patients. Intensive Care Med 2002 ; 28 : 256-264.
3) Sandham JD, Hull RD, Brant RF, et al. A randomized, controlled trial of the use of pulmonary-artery catheters in high-risk surgical patients. N Engl J Med 2003 ; 348 : 5-14.
4) Parsons PE. Editorials : Progress in research on pulmonary-artery catheters. N Engl J Med 2003 ; 348 : 66-68.
5) Yu DT, Platt R, Lanken PN, et al. Relationship of pulmonary artery catheter use to mortality and resource utilization in patients with severe sepsis. Crit Care Med 2003 ; 31 : 2734-2741.
6) Harvey S, Harrison DA, Singer M, et al. Assessment of the clinical effectiveness of pulmonary artery catheters in management of patients in intensive care (PAC-Man) : a randomised controlled trial. Lancet 2005 ; 366 : 472-477.

〔今井　孝祐〕

CASE 13

22歳の女性
突然に意識消失発作が起きた

突然に座りこんで意識消失，呼びかけても反応がない。

1 救急隊，家族，本人に電話で何を確認？

❶ 救急隊到着時の vital signs ▶ 意識：清明，血圧：133/69mmHg，脈拍：85/min，呼吸数：28/min，体温：37.1℃，Sp$_{O2}$：98％

❷ 主訴は何か？ ▶ 意識消失

❸ いつ始まったか？ ▶ 突然に

❹ 持続時間，増悪／軽快？ ▶ 約10分間の意識消失，意識は回復し軽快

❺ 随伴症状はあるか？ ▶ 頭痛，手足のしびれ感

❻ 救急隊への指示は何か？ ▶ 速やかに搬送

2 救急部到着時の緊急対応は？

① 最初に vital signs をとり，緊急の生命維持，蘇生処置の必要性を判断

意識：清明，血圧：126/70mmHg，脈拍：80/min，体温：37.0℃，呼吸数：24/min，Sp$_{O2}$：97％，呼吸，循環ともに緊急の生命維持処置の必要はなかった。

② 現症，既往歴を聞きながら理学所見をとる

会社の受付の仕事をしている。17時仕事が終了した時点で座りこんでそのまま意識を失って倒れてしまい，同僚が呼びかけても反応がないため驚いて救急車を要請した。約10分間反応がなかったが，痙攣は認められていない。

救急部到着時，質問に対して答えることができて意識は清明であるが頭痛，手足のしびれ感を訴える。手足の力，感覚に左右差なく，脳神経にも特に異常所見がない。病的反射はなく，頸部は軟らかく，神経学的に特別な異常所見を認めない。HEENT（head, ears, eyes, nose, throat）に特別な異常所見を認めない。呼気延長，喘鳴を認めず，腹部にも異常所見を認めない。

悩み事があり，睡眠不足と食欲不振が最近続いており，また，高校生の時に意識消失発作が一度あったことを聞き出すことができた。

③ 緊急検査をどのように進めるか

　乳酸リンゲル液で末梢静脈ラインを確保し，同時に緊急検査用血液検体を採取して提出し，動脈血採血を行う．この際の血液より得た迅速血糖値は124mg/dlであり，代謝性の緊急事態でないことを示唆していた．

　心血管系の虚脱による意識障害の可能性を考え，標準誘導心電図で検討するが，特別な異常所見を認めない．不整脈の可能性も考え，心電図，血圧の持続モニタリングを1-2時間行うこととする．また，頭蓋内の粗大病変の有無の確認のため頭部単純CT検査を行うが，特別な異常所見を認めない．

　緊急血液検査結果：WBC 6,700/μl, RBC 4,670,000/μl, Hb 14.2g/dl, Ht 41.7％, Plt 258,000, total protein 7.9g/dl, albumin 4.3g/dl, BUN 10.0mg/dl, creatinine 0.68mg/dl, Na 134mEq/l, K 3.6mEq/l, Cl 97mEq/l, Ca 9.9mg/dl, AST 26IU/l, ALT 15IU/l, total bilirubin 0.9mg/dl, glucose 98mg/dl, CK 92IU/l, amylase 102IU/l, CRP 0.1mg/dl, pHa 7.618, Pa_{CO_2} 21.8mmHg, Pa_{O_2} 70.8mmHg, HCO_3^- 22.5mEq/l, base excess 2.8mEq/l, 動脈血炭酸ガス分圧が低く，呼吸性アルカローシスが顕著である以外に特別な異常所見を認めない．Pa_{CO_2}の低下に反比例したPa_{O_2}の上昇が認められないのは異常所見である．

3　最も考え得る診断は？

　心因性反応による過換気発作，意識消失と除外診断から診断した．

　心血管系の異常に起因する意識消失，失神としては意識消失時間が長いこと，座り込んでいる状態で起こったことより否定的である．また，癲癇は完全には否定できないが痙攣がなく，救急部到着時にすでに意識清明であり逆行性の健忘がなかったことより否定的である．検査所見より低二酸化炭酸ガス血症以外に所見がなく，pHa 7.61とアルカローシス顕著でHCO_3^-の低下もわずかであり，慢性的な過換気とは考え難い．

4　さらにどのように検査を進めるか？

　胸部単純Ｘ線写真撮影を行い，気管支喘息でみられる含気量の増加がみられるか，Pa_{O_2}が十分に増加していない原因があるかの検索を行うが，特別な異常所見を認めなかった．

5　治療に対する反応は？

　安静のみで症状は徐々に軽快した．

6 帰宅，入院，専門診療科への consultation ?

　約3時間の安静で頭痛，手足のしびれ感は消失した。この症例の安静正常時の動脈血血液ガス分析値を今回の分析から推測すると，pHa 7.4の正常値を示す動脈血二酸化炭素ガス分圧は37.5mmHgと計算され，正常下限のやや過換気気味程度であり，慢性的に重症な過換気の状態ではないと推測された。理学所見，検査所見より過換気以外に特別な異常のないこと，過換気を起こす喘息などの器質的疾患の可能性が低いこと，なんらかの身体症状を重篤な疾患と考えると過換気の悪循環に陥りやすいことをよく説明して，心療内科への受診を後程行うことをすすめ，睡眠前に内服するマイナートランキライザーを処方して，付き添ってきた会社の同僚の同伴のもとに帰宅を許可した。

7 病態生理

　換気量は延髄の中枢性化学受容体により厳密に動脈血炭酸ガス分圧が40mmHgに維持されるように調節されている。本症例では，緩衝作用の弱い脳脊髄液のpHは動脈血pHa 7.61よりもさらに高いレベルにあると考えられ，中枢性化学受容体からの呼吸ドライブがかかっていることは考えられない。中枢の炭酸ガス応答中枢は不活化されて，すべての呼吸ドライブは皮質やほかの部位から出ていると考えられる。過剰な呼吸ドライブは，広い範囲の器質的（喘息をはじめとする多くの呼吸器疾患の初期症状，糖尿病性ケトアシドーシス，出血性ショックをはじめとする代謝性アシドーシスなど），精神的条件により起こりえる（表1）。代謝性アシドーシスに対して，動脈血炭酸ガス分圧は20mmHg以下となることもまれでないが，それでもアシドーシスは完全には代償されないのが通常である。このような場合には，いかに動脈血炭酸ガス分圧が低くてもそれに起因すると考えられる症状は見られない。

　脳血流量は動脈血炭酸ガス分圧に比例して増減し，1mmHgの変動で脳血流量が2％増減する（おおよそ20-80mmHgの範囲で）。過換気による動脈血炭酸ガス分圧の低下に伴い脳血流量が減少し，それによりめまい（dizziness），感覚異常（paresthesia），頭痛（headache），意識消失（loss of consciousness），視覚異常（visual disturbances），運動失調（ataxia），震え（tremor），耳鳴り（tinnitus），幻覚（hallucination）が起こる[2]（図1）。循環系では，末梢血流量と心拍出量がともに減少し，冠動脈は収縮して冠血流量が減少，胸痛がみられる場合もある[3]。喘息などの疾患をもっている場合は呼吸苦から過換気が起こり，低炭酸ガス血症はその結果である。上記症状は，脳脊髄液のアルカローシスによる神経細胞の興奮性の亢進，脳血管の収縮，冠動脈の収縮，末梢血管の収縮により多くは説明できる。

表 1　低炭酸ガス血症の原因

低酸素血症
　　高地，肺疾患
肺疾患
　　気胸，間質性肺炎，肺繊維症，肺水腫，肺血栓症，気管支喘息，肺炎
心血管疾患
　　鬱血性心不全，低血圧
代謝性疾患
　　代謝性アシドーシス（糖尿病性，腎性，乳酸性），肝不全
中枢神経系の異常
　　精神的あるいは不安により引き起こされる過換気，中枢神経の感染，中枢神経系の腫瘍
薬物
　　サルチレイト，methylxanthines，beta-adrenergic agonists，progesterone
種々他の原因
　　熱，敗血症，痛み，妊娠

(Laffey JG, Kavanagh BP. Hypocapnia. N Engl J Med 2002 ; 347 : 43-53. より引用[1])

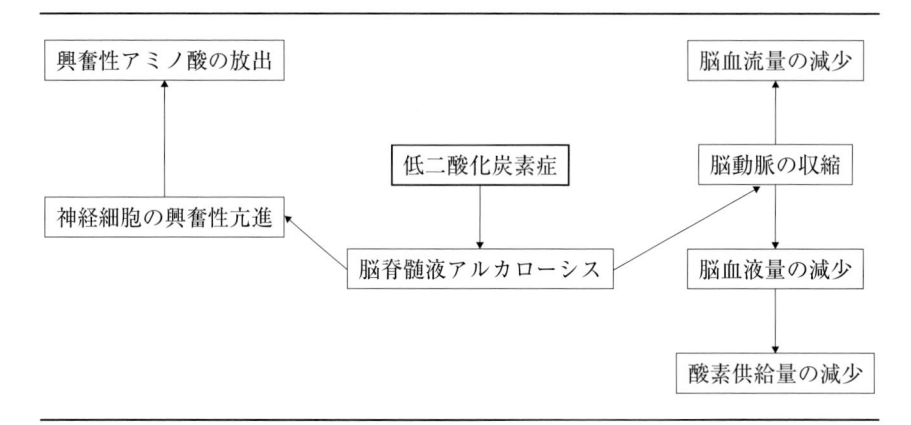

図 1　低二酸化炭素症の神経系への効果

　低二酸化炭素症は脳脊髄液のアルカローシスを来し，脳動脈の収縮を起こし，脳血流の減少，酸素供給量の減少に至る。脳圧が上昇している状態では脳動脈の収縮による脳血液量の減少は救命的である。しかし，低炭酸ガス症による血管収縮と，ヘモグロビンの酸素放出の障害，神経細胞の興奮性の亢進（おそらく興奮性アミノ酸の放出による）により脳虚血が起こる。

(Laffey JG, Kavanagh BP. Hypocapnia. N Engl J Med 2002 ; 347 : 43-53. より一部引用[1])

過換気症候群（hyperventilation syndrome）という用語は1938年に低炭酸ガス血症と不安をもち身体症状をもっている患者に最初に用いられた[2]。しかし，何が過換気のドライブとなっているかが問題であり，その原因に即して疾患を分類し治療すべきものであり，"hyperventilation syndrome"という概念は捨てられるべきであり，どのようにこの症候群を定義するか，それが存在するかも定かでないと主張する研究者もいる[3]。

　過呼吸が持続した後に，めまい，知覚異常，筋硬直，冷たい手足，震え，これらの症状が出現した場合でほかに器質的異常が見当たらない場合は，過換気症候群と診断される。このように診断された患者で，時間を置いて別の機会に意図的に過換気を行ってもらい同一の症状が出現するか否かを調べる過換気症候群誘発試験（hyperventilation provocation test）を行ってみると，過換気症候群と診断されていた患者の2/3は過換気症候群誘発試験に陽性であったが，また，プラセボテスト（炭酸ガスを混入して過換気にても動脈血炭酸ガス分圧が変化しないようにしたもの）に対しても陽性であった[4]。この結果は，過換気が起こり，これに引き続いて症状が出現するという臨床的概念と合致せず，必ずしも過換気と相関した症状でないことを示している[4]。

　Jackら[5]は過換気に起因すると思われる症状（息切れ感，めまい，息苦しい：chest tightness）をもっており，呼吸・心，内分泌機能に異常のない39名（年齢53±9歳，男／女15/24）の患者を特発性過換気idiopathic（chronic asymptomatic）hypervention（IH）としてその分析結果を示している。症状がない安静時でPa_{CO_2}：28±3.8mmHg，$[H^+]$：40±4.3nmol/l，Pa_{O_2} 119±19mmHg，Base excess：－4.5±2.7mEq/l（mean±SD）であり，過換気が長期に続いたためと想定されるHCO_3^-の排泄により酸塩基平衡は完全に代償されて正常であることが特徴である。これらの患者で呼吸をドライブする末梢性化学受容体，および中枢性の化学受容体の反応を調べているが，安静時の動脈血二酸化炭素レベルを保つようにして低酸素ガスを吸入させて調べた低酸素に対する反応性は有意に正常群よりも低かったが，動脈血二酸化炭素ガスレベルを正常値（40mmHg）に保って同様な負荷を行うと，IH群の方が低酸素に対する反応性が亢進していた。一方，動脈血酸素分圧を十分に高く保ち炭酸ガスを吸入させて換気量の変化をみると，IH群でそのスロープは2.13±1.0 l/min/mmHgに対して正常コントロール群で1.59±0.5 l/min/mmHgと有意差がなく，炭酸ガスに対する応答性は正常であることを示していた。しかし，息こらえ時間を調べてみると，正常酸素分圧でも，高酸素分圧でもIH群では有意に正常群よりも息こらえ時間が短かいのが特徴であった。運動時にも過換気は維持されており，安静時の低炭酸ガスレベルにセットされており，中枢化学受容体以外で過換気をドライブしていること，しかし，その本体は不明であることが示された。

診断のポイント

慢性的に過換気の状態にあるものがさらに何か誘因に伴って過換気がひどくなって症状がでてきたのか，あるいは日常的には正常換気にあるが，なんらかの誘因により一過性に過換気を引き起こしたのかを鑑別することが重要である．動脈血ガス分析により，重炭酸ナトリウムとpHaの値により，代謝性に代償されている過換気か，否かを判断する．

動脈血ガス分析と胸部X線写真は全員に行うべきである．動脈血ガス分析で過換気を示し，ほかに器質的疾患を除外できた患者の訴えを表2に示す．これらの症状を示し，器質的疾患を除外できた場合，過換気による症状と診断する．Saischら[6]の症例の検討から明らかになったことは，①気管支喘息の既往あるいは気管支喘息となんらかの関係があること，②CIS-R scoring（a structured psychiatric interview, Clinical Interview Schedule：CIS-R）で不安の傾向が強いこと，③薬物やアルコールの濫用の傾向があること，であった．しかし，不安と発作の開始との間には明確な関係は証明されていない．多くの患者は精神科的問題を従来もっておらず，不安が過換気症候群の開始要件であるとするのは妥当でない．

自覚した症状を重大な疾患ではないかと考え，その不安から過換気となり，さらに症状が増悪し，新たな症状が加わり，さらに過呼吸が起こるという悪循環が最も考えられる．過換気症候群という用語は科学的に曖昧であり，過換気をさせる原因の探索を間違わせる可能性もある．

表2 過換気を示したが器質的異常が認められなかった患者（23名）の主訴

1.	呼吸困難（dyspnea）	14/23：61％
2.	感覚異常（paresthesia）	8/23：35％
3.	胸部苦悶感（chest tightness）	7/23：30％
3.	不安／パニック（anxiety/panic）	7/23：30％
5.	過呼吸（hyperventilation）	4/23：17％
6.	動悸（palpitation）	3/23：13％
6.	胸痛（chest pain）	3/23：13％
6.	気が遠くなる，めまい（faintness/dizziness）	3/23：13％
9.	筋肉痙攣（muscle spasm）	2/23： 9％

(Saisch SG, Wessely S, Gardner WN. Patients with acute hyperventilation presenting to an inner-city emergency department. Chest 1996；110：952-957. より引用[6])

鑑別診断

気管支喘息との鑑別が重要であり，Saischら[6]の解析によると，何の基質的異常も認められず過換気症候群と診断した患者23名中の7名（30%）において気管支喘息に対する吸入療法の既往があった。気管支喘息は特に軽度の時は，動脈血炭酸ガスレベルが25mmHg以下の低炭酸ガス血症を示し，軽度あるいは中等度のFEV$_1$低下を示すのみである。

表2に示すようなさまざまな臨床症状を訴えて救急搬送されてくる患者に対して，それぞれの訴えに対して器質的疾患を疑い検索を進めるのが原則である。動脈血ガス分析で炭酸ガス分圧が低いと，過換気症候群と診断しがちであるが，過換気症候群という疾患を認めない研究者もおり，多忙な救急業務の中で安易にこの診断をつけることには慎重である必要がある。

過換気症候群という用語は広くは受け入れられておらず，複雑で多くの因子が関与して発症してくるこの症状に対して危険ですらある[2]。過換気を単に不安の表現とすることは誤りであり，器質的な呼吸系，精神科学的，生理学的異常の相関したものである。

治療の原則

器質的疾患を除外することが重要である。そのうえで，過換気をドライブしている原因を探索し除くようにする。広く使用されている紙バッグ法は基質的疾患を見逃すおそれがあり，また，低酸素症を来すおそれがある。慢性的に過換気の状態にある場合（代謝性に代償されていて低炭酸ガスレベルに比してpHaが正常値に近い）は，過換気の原因を呼吸器内科的に検索することが必要である。急性の過換気（低炭酸ガス血症でそのレベルに応じてアルカローシスが顕著であり，代謝性の代償機転が働いていない）で器質的疾患を除外できた場合は，症状が過換気により出現していること，心配がないことをよく患者に納得させることが重要であり，心療内科，精神科へ紹介する。多彩な症状を示して動けなくなることは患者にとって深刻な問題であり，その原因を探索して適切な診療科でフォローすることがこの困難な疾患にとって大切である。

知識の整理のための設問

(1) 動脈血炭酸ガス分圧に対する脳血流反応を説明してください。
(2) 中枢化学受容体を説明してください。
(3) 末梢化学受容体を説明してください。

【文　献】

1) Laffey JG, Kavanagh BP. Hypocapnia. N Engl J Med 2002 ; 347 : 43-53.
2) Gardner WN. The pathophysioogy of hyperventilation disorders. Chest 1996 ; 109 : 516-534.
3) Gardner WN. Hyperventilation. Am J Respir Crit Care Med 2004 : 170 : 105-108.
4) Hornsveld H, Garssen B, Dop MF, et al. Double-blind placebo-controlled study of the hyperventilation provocation test and the validity of the hyperventilation syndrome. Lancet 1996 ; 348 : 154-158.
5) Jack S, Rossiter HB, Pearson MG, et al. Ventilatory responses to inhaled carbon dioxide, hypoxia, and exercise in idiopathic hyperventilation. Am J Respir Crit Care Med 2004 ; 170 : 118-125.
6) Saisch SG, Wessely S, Gardner WN. Patients with acute hyperventilation presenting to an inner-city emergency department. Chest 1996 ; 110 : 952-957.
7) Weir EK, Lopez-Barneo J, Buckler KJ, et al. Acute oxygen-sensing mechanisms. N Engl J Med 2005 ; 353 : 2046-2055.

知識の整理のための設問の回答

(1) 脳血流量は動脈血炭酸ガス分圧1mmHgの変化に対して1-2ml/100g/minの変動を示します（炭酸ガス分圧の上昇に対しては血流量の増加，減少に対しては血流量の減少）。この反応は，炭酸ガスが脳血管内皮を自由に拡散するために速やかに起こります。この脳血流量の炭酸ガス応答性は動脈血炭酸ガス分圧がおおよそ20-80mmHgの範囲でみられ，それを超えるとなだらかな変化となります。この反応は，脳脊髄液のpHが炭酸ガス分圧により変動することによります。動脈血の代謝性アシドーシスを急速に起こさせた場合は，換気応答は速やかには起こりません。その理由は，炭酸ガスと異なり脳血液関門が水素イオンに対して非透過性であるからです。過換気による脳脊髄液のアルカローシスは6-8時間経過すると，正常化に向かいます。脳血液関門から重炭酸イオンが排泄されるためです。そのため，医原的に過換気をしている状態から急激に正常換気に戻すと，脳脊髄液の急速なアシドーシスを来し，急激な脳血流の増加を招きますので，脳圧コントロールの目的で過換気療法を行っている場合は注意が必要です。

(2) 延髄の腹側部表層に脳脊髄液の[H^+]，CO_2分圧の変動によって著しく換気量を変化させる部分があり，これを中枢性化学受容器（central chemoreceptors）と呼んでいます。動脈血炭酸ガス分圧の上昇は即座に換気を刺激しますが，この状態が数日継続すると脳脊髄液のpHは正常に戻り（重炭酸イオンの代償的減少），炭酸ガス分圧の変動は強い刺激とならなくなります。横軸に動脈血炭酸ガス分圧，縦軸に分時換気量をプロットすることにより得られる曲線がCO_2応答曲線です。動脈血酸素分圧を

200mmHg以上に保った状態で再呼吸させることにより通常えられ，この直線のスロープが中枢化学受容体の感受性を示します。末梢化学受容体と異なり，中枢化学受容体は低酸素で刺激されずむしろ低酸素により活性が抑制されます。

(3) 頸動脈分岐部に位置する頸動脈体（carotid body）と大動脈弓および肺動脈表面に存在する大動脈体（aortic body）よりなりますが，低酸素血症に反応して呼吸を刺激することが主要な機能で，頸動脈体で主に行われます。頸動脈体に存在するglomus type I cellsは動脈血酸素分圧の低下に対して頸動脈洞神経の発射頻度を増加させることにより中枢に情報を送り，呼吸を刺激します。この反応は，動脈血酸素分圧が60mmHg前後で急速に活動を増強し，酸素分圧の低下とともに双曲線状に活動を増強します。低酸素応答曲線はPa_{CO_2}を一定に保った状態で酸素分圧を変動させた場合の換気量の変動でえられ，双曲線回帰されます。頸動脈体のtype I 細胞は肺動脈の血管平滑筋と同じように低酸素によりカリウムチャネルが閉じて細胞が脱分極を起こし，カルシウムが細胞内に流入して細胞内のカルシウム濃度が上昇します。その結果ドパミンが放出されて，頸動脈洞神経からパルスが発信されて情報伝達がなされます[7]。動脈血炭酸ガス分圧，pHにも影響されますが，主として作用するのは低酸素分圧です。

（今井　孝祐）

73歳の女性
階段から10段ほど転落して背部痛が強く動けない

清掃の仕事中に職場の階段を踏み外して10段ほど転落，背部痛で動けず救急車を要請する。

1 救急隊，家族，本人に電話で何を確認？

❶ 救急隊到着時の vital signs ▶ 意識：清明だが痛みのため仰臥位をとっている，血圧：170mmHg（触診），脈拍：120/min，呼吸数：22/min，Sp_{O2}：96％

❷ 主訴は何か？ ▶ 背（胸）部痛

❸ いつ始まったか？ ▶ 階段を転落して

❹ 持続時間，増悪／軽快？ ▶ 両肩を中心とした背部痛が持続する

❺ 随伴症状はあるか？ ▶ 後頭部も打撲しているが意識清明であり，四肢の動き，感覚に異常なし

❻ 救急隊への指示は何か？ ▶ 頸椎をカラー固定して至急搬送

2 救急部到着時の緊急対応は？

① 最初に vital signs をとり，緊急の生命維持，蘇生処置の必要性を判断

意識：清明，血圧184/126mmHg，脈拍90/min，体温36.2℃，呼吸数20/min，Sp_{O2} 93％

意識清明で，四肢の麻痺，感覚異常はない。背部痛が強く動けない。緊急の生命維持処置は必要ないが，損傷部位，特に頭部，頸胸椎の損傷部位を慎重に評価する必要がある。

② 現症，既往歴を聞きながら理学所見をとる

転落したのは足を滑らせたためであり，後頭部，背中を打撲したことを記憶しており意識消失発作はない（意識消失により転落したのか，足を滑らせて転落したのかは重要であり，慎重に確認する）。数年前より高血圧を指摘されており，近医で降圧薬の投与を受けているが，詳細は不明である。両肩を中心とした疼痛の訴えが強いが，後頸部に痛みがなく，四肢に筋力低下，感覚異常はない。脳神経に異常なく，後頭部に指示頭大の血腫がある。顔面，頸部に異常なく，胸腹部にも背部痛以外に異常ない。四肢の運動，

感覚に異常なし。

③ 緊急検査をどのように進めるか

　頭部を打撲しているうえに，背部痛が強いので頭部CT検査で頭蓋内病変の検索を行うと同時に，頸椎，胸椎の単純撮影で脊椎骨の骨折の有無を検索する。高血圧ではあるが，血圧を除いたvital signsは落ち着いている。末梢静脈ラインを確保して，緊急スクリーニングの検体を提出する。

　緊急血液検査結果：WBC 9,600/μl，RBC 4,830,000/μl，Hb 13.9g/dl，Ht 42.5％，Plt 299,000/μl，total protein 7.5g/dl，albumin 4.2g/dl，BUN 17.1mg/dl，creatinine 0.45mg/dl，Na 143mEq/l，K 3.5mEq/l，Cl 101mEq/l，AST 37IU/l，ALT 37IU/l，total bilirubin 0.4mg/dl，glucose 119mg/dl，CK 428IU/l，amylase 94IU/l，CRP 0.1mg/dl，PT 12.2sec，PT％ 110.9％，PT-INR 0.95，APTT 24.7sec，pHa 7.427，Pa_{CO_2} 44.0mmHg，Pa_{O_2} 62.2mmHg，HCO_3^- 28.4mEq/l，base excess 4.0mEq/l

　血液検査上特別な異常所見はなし。

　頭部単純CT検査：異常所見なし。

　頸椎単純X線撮影：頸椎に特記できる異常所見なし（**図1，2**）。ただし，側面像でC5以下が撮影されておらず評価できない。

　胸椎X線写真：異常所見なし。

　肩鎖関節X線写真：異常所見なし。

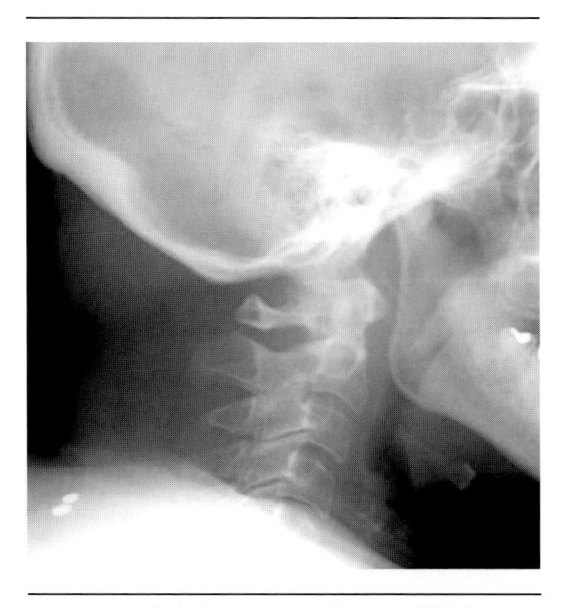

図1　救急部来院時の頸部側面X線写真
C4までしか撮影されておらず不完全である。

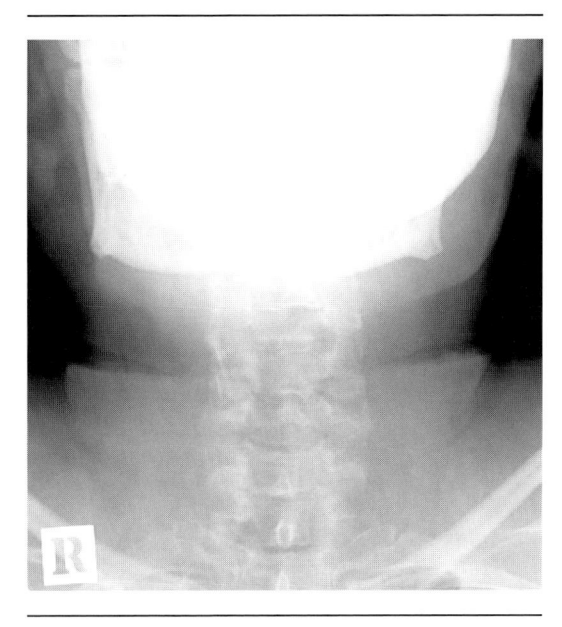

図2 救急部来院時の頸部前後X線写真

3 最も考え得る診断は？

背部打撲傷

鎮痛薬（ボルタレン坐薬50mg）を投与して経過を観察することとする．この段階で，頸部痛がないことより救急部当直医は頸部カラーをはずした．

4 さらにどのように検査を進めるか？

救急部で経過観察をしていたが，約4時間後より背部痛が改善しないのみならず，両手指にしびれ感を訴えるようになり，整形外科のconsultationを求め，頸椎単純MRIの緊急撮影を行った．その結果，C5，6の変位（図3）が認められた．頸部カラー固定のうえ，頸椎を頸胸椎移行部まで側面像での撮影を目的として再撮影（図4）し，C5，6の亜脱臼を確認した．両第1指の痺れ感があるが掌握，挙上可能であり，整形外科に緊急入院，手術となった．

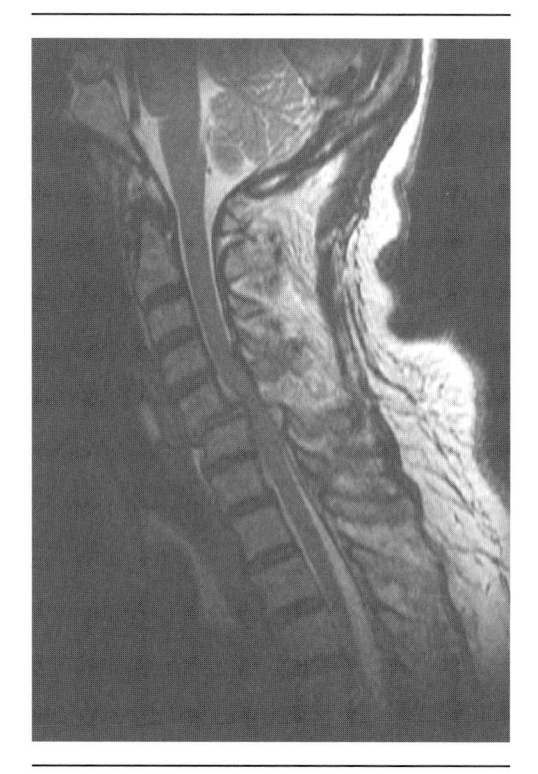

図3 救急部来院4時間後の頸部MRI像
C5, 6で脊椎の圧迫像がみられる。

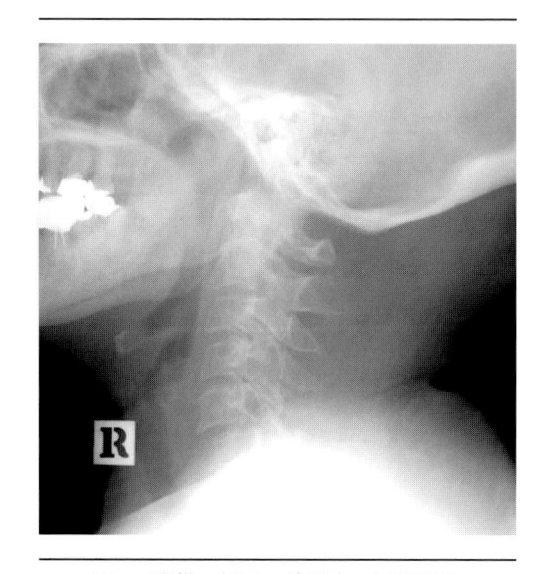

図4 頸椎の側面X線写真の再撮影像
C5がC6の前方にあるのが明瞭に描写されている。

5 治療に対する反応は？

救急部での鎮痛坐薬の投与にても背部痛の改善がみられず，この段階で頸椎のTh1まで描出できる頸椎側面像X線撮影の再依頼をすべきであった。また，不完全な頸椎X線撮影で頸部カラーをはずしたのは誤った判断である。これを怠ったために本症例では頸椎の脱臼の診断が遅れた顕著な症例であった。緊急手術で両第1指の痺れを残して回復し，リハビリテーションとなった。頸椎損傷では初期の不動化で障害の進展を防ぐとともに，早期診断がなによりも肝心であり，そのためにはTh1まで明瞭に観察できる頸椎側面撮影が必須である。

6 帰宅，入院，専門診療科への consultation ？

整形外科医を emergency call，緊急入院，緊急手術となった。強い背部痛のため安静，経過を見たことが結果的に見逃しを防ぐことにつながったが，本症例の経過は救急部での頸部X線写真の評価に教訓を残した。患者の訴えを大切に評価すべきことをこの症例は改めて示している。

診断のポイント

低血圧，徐脈を示す脊髄損傷ショックの場合は，vital signsの安定化が第一となるが，本症例のようにvital signsが安定している場合は，頸椎の側面像，Th1までを含めたX線写真をとること，次いで前後像と開口像をとることが重要であり，これで85％までの頸椎損傷は診断可能である[1]。頸椎の配列に異常がないかどうかを，頸椎の側面像で診断することが第一歩となる。椎体の前方縁線（anterior spinal line），椎体の後方縁線（posterior spinal line），椎体突起起始部線（spinolaminar line），C2-7の棘突起先端（the tips of the spinous processes）が滑らかな曲線上にあるかを判断する（図5）。上下椎体下面のラインが11度以上の角度をなす場合は，靭帯の損傷や骨折が疑われる[2]。脊椎管の直径は13mm以上の広さがあり，これ以下の場合は脊椎管へのなんらかの圧迫が想定される。椎体前面の軟部組織の腫脹はC2のレベルで6mm以上，C6で22mm以上ある場合は，特異的ではないが椎体の損傷を示唆する[2]。次いで，知覚神経，運動神経の欠損があるかを詳細に，筋力の強さを含めて検索する。頸椎と関連して診断の基準になるものは，肘の屈筋（C5），手首の伸展（C6），肘の伸展（C7），指の屈曲（C8），指の外転（Th1）である[1]。知覚は神経分布図に従って所見をとる。

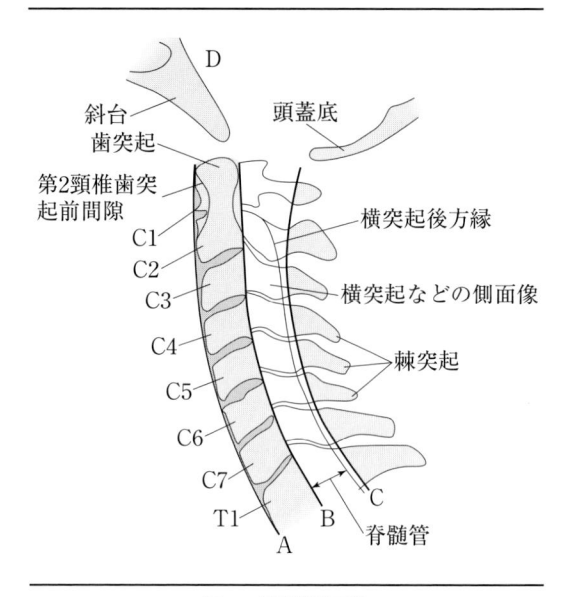

図5 頸椎側面像
A：椎体前方縁線（anterior spinal line）
B：椎体後方縁線（posterior spinal line）
C：棘突起起始部線（spinolaminar line）
A，B，Cは滑らかな曲線状にある。

　外傷患者にあって頸椎損傷を除外できる場合は，以下の条件をすべて満たしている場合である．
　①頸部痛がないこと
　②後頸部に触診で圧痛がないこと
　③意識消失を起こしていないこと
　④外傷，アルコール摂取，薬物摂取による意識状態の変化がないこと
　⑤麻痺，感覚異常（一過性で改善したものも含む）がないこと
　⑥ほかに疼痛の強い外傷がないこと（足関節，肋骨の骨折など）
　本症例では上記のいずれの条件をも満たしていたが，背部痛のため起き上がれないと訴えていたのは異常所見であり，早期に頸部X線写真の再撮影を行うべきであった．

鑑別診断

　頸椎損傷は単独の外傷として起こるよりも，頭部外傷と合併する場合が多い．Glasgow Coma Scale 13-15の外傷患者では頸椎損傷の発生が10.2％であったが，

GCS＜8ではこれが24-35％に増加する。また，頸椎損傷の診断が遅延したり，見逃すと二次的な神経損傷の発生率が10倍に増加する（10.5％ vs.1.4％）[3]。意識が清明で無痛性の頸椎損傷があり得るか疑問視されており，あったにしてもごくまれであろうと考えられている[3]。"診断のポイント"の項で述べた除外診断の基準は確度の高いものであり，臨床的に有効である。

　頸部側面X線写真が適切に撮影されていれば，熟練した専門医は73.4-89.7％の確率で頸椎損傷を診断できると報告されているが，このことは10-20％は熟練した専門医でも見逃す可能性を示している[3]。特に，頸椎損傷の60％が起こる頸胸椎接合部はたとえ腕を下方に牽引しても49％の症例で描出が難しく，撮影を繰り返すことが必要である。頸椎のCT scanは単純X線写真よりも特に頭頸椎接合部，頸胸椎接合部の評価に優れている。また，MRIは軟部組織の描出に優れており，なんらかの神経欠損症状のある者には施行することが勧められる[3]。

知識の整理のための設問

(1) 外傷患者で頸椎損傷を除外できる臨床症状を6つあげてください。
(2) 頸椎の側面X線写真像で診断のポイントなる点をあげてください。

【文　献】

1) Lucas PR. Spinal trauma. In : Morris PJ, Wood WC, editor. Oxford Textbook of Surgery. 2nd ed. Oxford : Oxford University Press ; 2000. p. 3114-3124.
2) Graber MA, Kathol M. Cervical spine radiographs in the trauma patient. Am Family Physician 1999 ; 59 : 331-342.
3) Morris C, McCoy E. Clearing the cervical spine in unconscious polytrauma victims, balancing risks and effective screening. Anaesthesia 2004 ; 59 : 464-482.

知識の整理のための設問の回答

(1) 1. 頸部痛がないこと
   2. 後頸部に触診で圧痛がないこと
   3. 意識消失を起こしていないこと
   4. 外傷，アルコール摂取，薬物摂取による意識状態の変化がないこと
   5. 麻痺，感覚異常（一過性で改善したものも含む）がないこと
   6. ほかに疼痛の強い外傷がないこと（足関節，肋骨の骨折など）
   これらが6項目すべてが該当する場合です。

(2) 椎体の前方縁線（anterior spinal line），椎体の後方縁線（posterior spinal line），椎体突起起始部線（spinolaminar line），C2-7の棘突起先端（the tips of the spinous processes）が滑らかな曲線上にあることを診断します。上下椎体下面のラインが11度以上の角度をなす場合は，異常です。脊椎管の直径は13mm以上の広さが通常あります。椎体前面の軟部組織の腫脹を示すのはC2のレベルで6mm以上，C6で22mm以上ある場合です。

（今井　孝祐）

CASE 15

46歳の男性
勤務中に机上にうつぶせていびきをかいている

事務職の男性で通常通りに勤務していたが，机上に上体をうつぶせにしていびきをかいているのに同僚が気付いた．数回の声かけで意識回復したが，嘔気，悪心を訴え尿失禁もしていた．

1 救急隊，家族，本人に電話で何を確認？

❶ 電話通報時の状態 ▶ 救急部に近隣の職場であるために，同僚から電話で相談の連絡が入る．意識は清明であり四肢の動きにも障害がないとのことである．
❷ 主訴は何か？ ▶ 意識消失発作
❸ いつ始まったか？ ▶ 座位で勤務中に突然
❹ 持続時間，増悪／軽快？ ▶ 数分間で軽快
❺ 随伴症状はあるか？ ▶ 尿失禁
❻ 同僚への指示は何か？ ▶ 歩けるとのことで付き添って至急つれて来ることを指示

2 救急部到着時の緊急対応は？

① 最初に vital signs をとり，緊急の生命維持，蘇生処置の必要性を判断

意識：清明，血圧：125/85mmHg，脈拍：76/min，体温：36.6℃，呼吸数：18/min，Sp_{O2}：96％

意識は清明であり，呼吸・循環ともに安定しており，緊急の蘇生処置は必要ないが，心電図，血圧の持続モニタリングにて経過をみることにする．

② 現症，既往歴を聞きながら理学所見をとる

通常通りに勤務していた．回転性めまいを自覚後頭痛を覚えているが以後の記憶はない．同僚の呼びかけの声で気がついた時には，机にうつぶせになり尿失禁をしていた．気分不快がある以外に特別な訴えはない．

約2年前に就寝中突然にいびきをかき始め，しばらくの間妻の呼びかけにも反応しないことがあり，覚醒後冷汗をかいていたことがあった．家族に突然死の既往はない．

HEENT（head, ears, eyes, nose, throat）に特に異常所見はなく，頸部も柔らかい．

胸，腹部にも理学的に異常所見はない。神経学的には麻痺，感覚異常はない。脳神経に異常なく，深部健反射は左右差がなく正常である。

③ 緊急検査をどのように進めるか

突然の意識消失は心原性（循環性），神経原性，代謝性が考えられるが，本症例では救急部到着時にはすでに意識が清明であるため心原性が最も考えられる。vital signsのモニタリングを継続すると同時に，静脈ラインを確保して緊急時に対処できるように準備し，緊急血液スクリーニング検査，標準誘導の心電図，頭部単純CT検査にて頭蓋内粗大病変の有無の確認を行うこととする。

緊急血液検査結果：WBC 7,100/μl，RBC 5,060,000/μl，Hb 15.6g/dl，Ht 44.5％，Plt 347,000/μl，total protein 7.2g/dl，albumin 4.1g/dl，BUN 11.0mg/dl，creatinine 0.79mg/dl，Na 139mEq/l，K 3.6mEq/l，Cl 105mEq/l，Ca 9.6mg/dl，AST 45IU/l，ALT 70IU/l，total bilirubin 0.9mg/dl，glucose 108mg/dl，CK 133IU/l，amylase 94IU/l，CRP 0.1mg/dl

血液検査結果に特別な異常を認めなかった。

頭部CT検査：特に異常所見を認めない。

標準誘導心電図：洞性リズムであるが，V1-3にてST上昇を認める（図1）。

胸部誘導電極を第4肋間から第3肋間に移して12誘導心電図を記録してみると，V1-3でST上昇が顕著なcoved typeのBrugada type 1心電図が得られた（図2）。（Brugada type 1-3心電図に関しては図4に示し，後述する）。

3 最も考え得る診断は？

❗ ブルガダ症候群（Brugada syndrome）

4 さらにどのように検査を進めるか？

Brugada type 2もしくは3の心電図変化がClass 1Cの抗不整脈薬投与によりtype 1の心電図変化が得られるかどうか検索する。持続モニタリング下カウンターショックを準備して，pilsicainide hydrochloride（サンリズム®）50mgを緩徐に静脈投与したところ，V1，2にcoved typeが出現した（図3）。

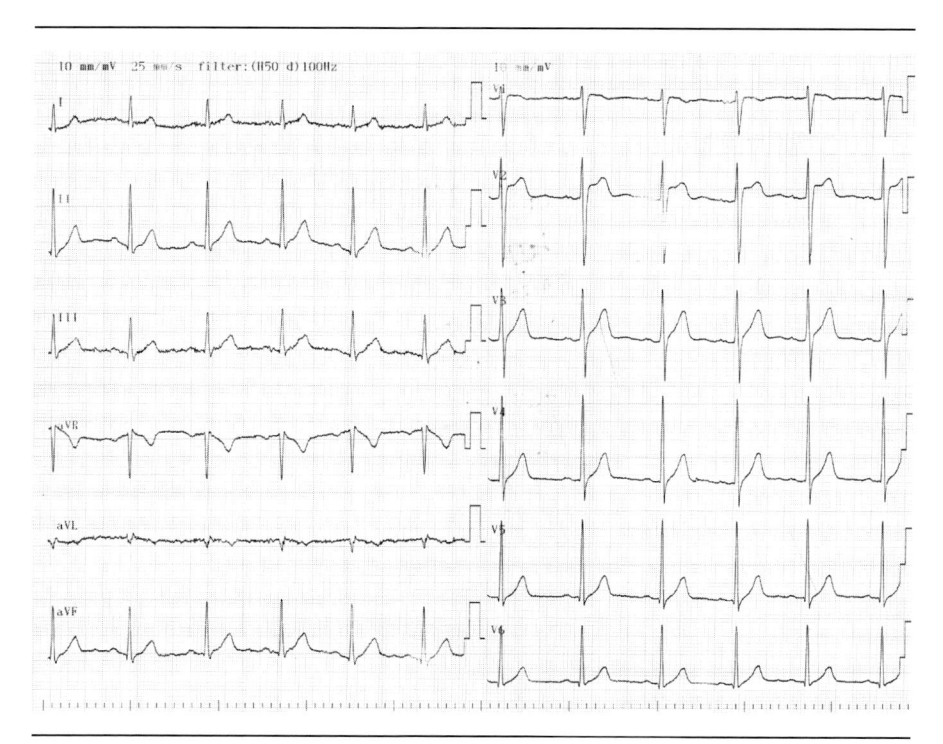

図1 救急部来院時の標準誘導心電図
V1-3でST上昇,V1に陰性T波を認める。

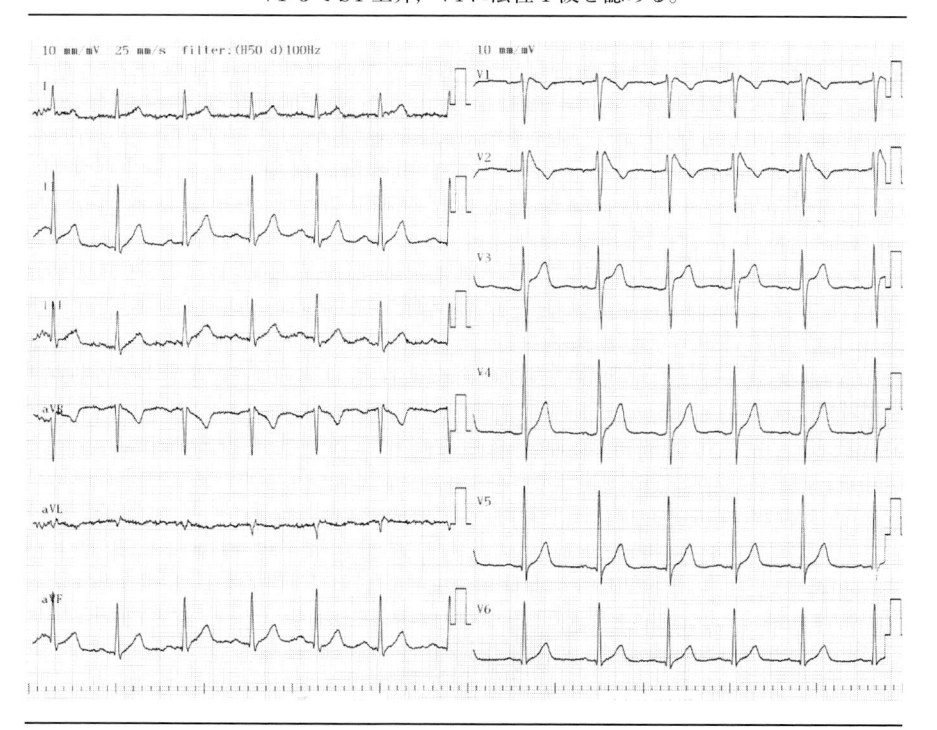

図2 胸部誘導電極を第3肋間に移しての救急部来院時心電図
　V1-3のST上昇(V1, 2でcoved type ST elevation)とV1, 2の陰性T波がみられ,Brugada type 1心電図を示す。

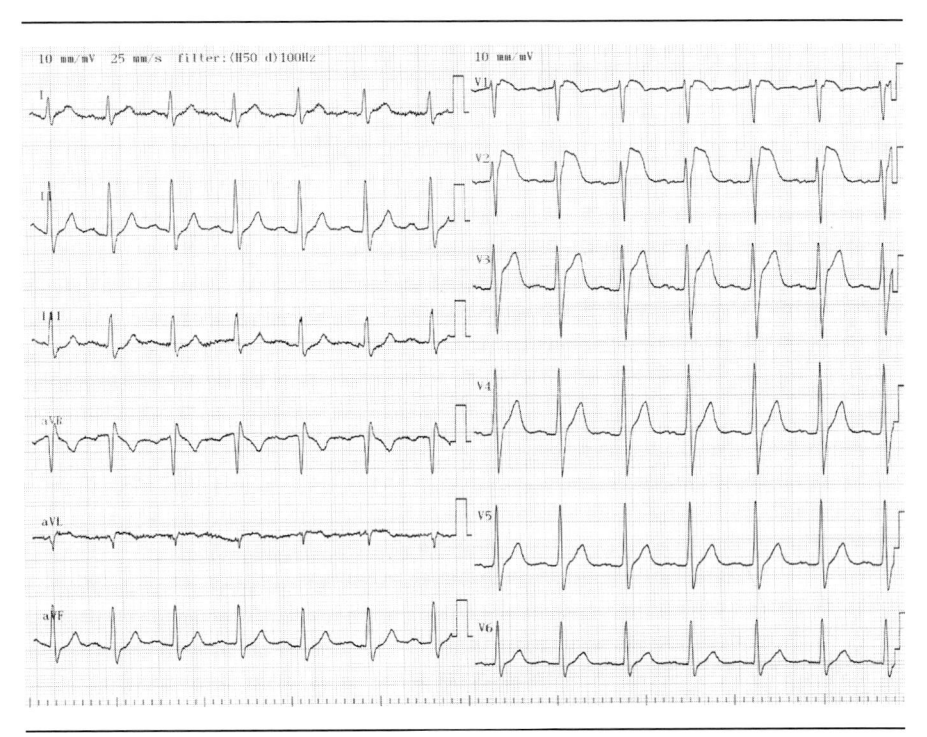

図3 Pilsicainide 50mgを緩徐に静注1分後の標準誘導心電図
V1, 2, 3のSTの顕著な上昇がみられる。

5 帰宅，入院，専門診療科への consultation ?

　救急部来院時特別な訴えはないがブルガダ症候群の疑いが濃厚であり，循環器内科のconsultationを求める．入院しての持続モニタリングと，さらに電気生理学検査が必要なことが説明されて入院となった．

6 病態生理

　虚血性心疾患，電解質異常，形態学的な心異常がないにもかかわらずV1-3にST上昇を認め，成年層で突然死を来す疾患群が1992年に報告され，ブルガダ症候群と呼ばれるようになった[1]．ブルガダ症候群による平均死亡年齢は41±15歳であり，突然死の4％を占め，心臓に形態的に異常のない突然死の少なくとも20％を占める[2]．人工10万人に5人の割合で存在し，事故を除くと40歳以下の死亡原因の主要なものである[2]．日本からの報告ではブルガダ症候群ECG（type 1）は12/10,000，type2，3ECGをもつ者は58/100,000である[2]．人種的にはアジア人の男性に多い．心筋のナトリウムチャネル遺伝子（sodium channel gene），SCN5Aの突然変異が主要な原因と考えられており，

一過性の外向き電流によるスパイクとドーム状の電位を心室外膜にのみ生じさせ，そのために心室外膜と内膜の間に電位差が生じて心電図上にJ波を生じて，特徴的なV1-3波形となる[3]。ST上昇と不整脈は副交感神経優位の状態で生じやすく，夜間や休息している時に不整脈，心停止の発生が多い理由である。その他に発熱，各種薬物がST上昇，不整脈を顕在化することが知られている（表1）。睡眠中に異常ないびきと呼びかけに反応しない既往は，睡眠中に不整脈発作を起こし，自然に終息したものと推測される。

表1 ブルガダ様の心電図パターンを誘導する薬剤

Ⅰ．抗不整脈薬
　1．Naチャネル阻害薬
　　　Class 1C（flecainide acetate：タンボコール, pilsicainide hydrochloride：サンリズム, propafenone hydrochloride：プロノン）
　　　Class 1A（ajmaline：アジマリン, procainamide hydrochyloride：アミサリン, disopyramide phosphate：リスモダン, cibenozoline succinate：シベノール）
　2．Caイオンチャネル阻害薬
　　　verapamil hydrochloride：ワソラン
　3．β阻害薬
　　　propranololなど

Ⅱ．抗狭心症薬
　1．カルシウムチャンネル阻害薬；Nifedipine：アダラート, diltiazem：ヘルベッサー
　2．硝酸薬；isosorbide dinitrate：ニトロール, nitroglyhcerin：ニトログリセリン
　3．カリウムチャンネル開口薬；nicorandil：ニコランジル

Ⅲ．精神科的薬剤
　1．三環系抗鬱薬；amitriptyline：トリプタノール, nortriptyline：ノリトレン, clomipramine：アナフラニール，など
　2．四環系抗鬱薬；maprotiline：ルジオミール
　3．フェノチアジン系薬；perphenazine：ピーゼットシー
　4．選択的セロトニン再取り込み阻害薬

Ⅳ．その他
　1．dimenhydrinate：ドラマミン
　2．コカイン中毒
　3．アルコール中毒

（Antzelevitch C, Brugada P, Borggrefe M, et al. Brugada syndrome Report of the second consensus conference. Circulation 2005；111：659-670. より引用[2]）

診断のポイント

ブルガダ症候群は心電図上V1-3で特徴的な波型（type 1, 2, 3）を示す（**図4**）。Type 1はST上昇が2mm（0.2mV）以上あり，陰性T波が続く。V1-3の間でこの波形が少なくともひとつ認められ，さらに以下のいずれかの項目に合致すればブルガダ症候群と診断される（明らかな心室細動の発作，多型性の心室頻脈，家族内に45歳以下の突然死した者がいること，coved typeの心電図が家族内に見られること，一定の電気刺激で心室性頻拍が誘導されること，失神，夜間に死戦期様呼吸があったこと）[2]。Type 2はV1-3の間でSTの2mm以上の上昇があるが，その形が馬鞍様（a saddleback appearance）であり，T波は必ずしも陰性でない。Type 3はV1-3のSTが馬鞍あるいは入り江様（saddleback or coved appearance）の変化を示し，その上昇は1mm以下である。これらtype2, 3の心電図変化はブルガダ症候群の診断に特徴的ではない。しかし，type 2, 3の変化が，前胸部誘導の電極を第2-3肋間に移すことによりtype 1ブルガダECGを示すことがあり，診断的に試みる価値がある[2]。また，type 2, 3の心電図がV1-3で少なくともひとつ平常時にみられ，ナトリウムチャネル遮断薬（sodium channel blocker）の投与でtype 1に変化し，しかも前述の臨床症状が存在する時はブルガダ症候群が疑われる。本症例は**図2, 3**にみられるように，この場合に相当する。心電図変化は常にみられるわけではなく，抗不整脈薬によりブルガダ型が顕在化するか否かをみることが必要となる。この目的には，アジマリン：ajmaline（1mg/kg over 5min, iv），フレカイニド：flecainide（2mg/kg over 10min, iv），プロカインアミド：procainamide（10mg/kg over 10min, iv），ピルジカイニド：pilsicainide（1mg/kg over 10min, iv）が用いられる[2]。

鑑別診断

失神，痙攣発作（癲癇），肺塞栓

治療の原則

症状のないブルガダ症候群の患者で最も危険率の高いのは，男性で電気生理学的試験でVT/VFを誘発でき，V1-3でSTが上昇しているタイプである（type 1 ECG）。有効性が確認されている治療法は，埋め込み型の除細動器のみであり，その適応を**図5**に示す。薬物ではキニデイン，イソプロテレノールなどに有効性の報告があるが，新たな薬物を含めて検討段階である。本症例では電気生理学的試験で心室細動が誘導され，除細動器の埋め込み手術を受け，経過良好である。

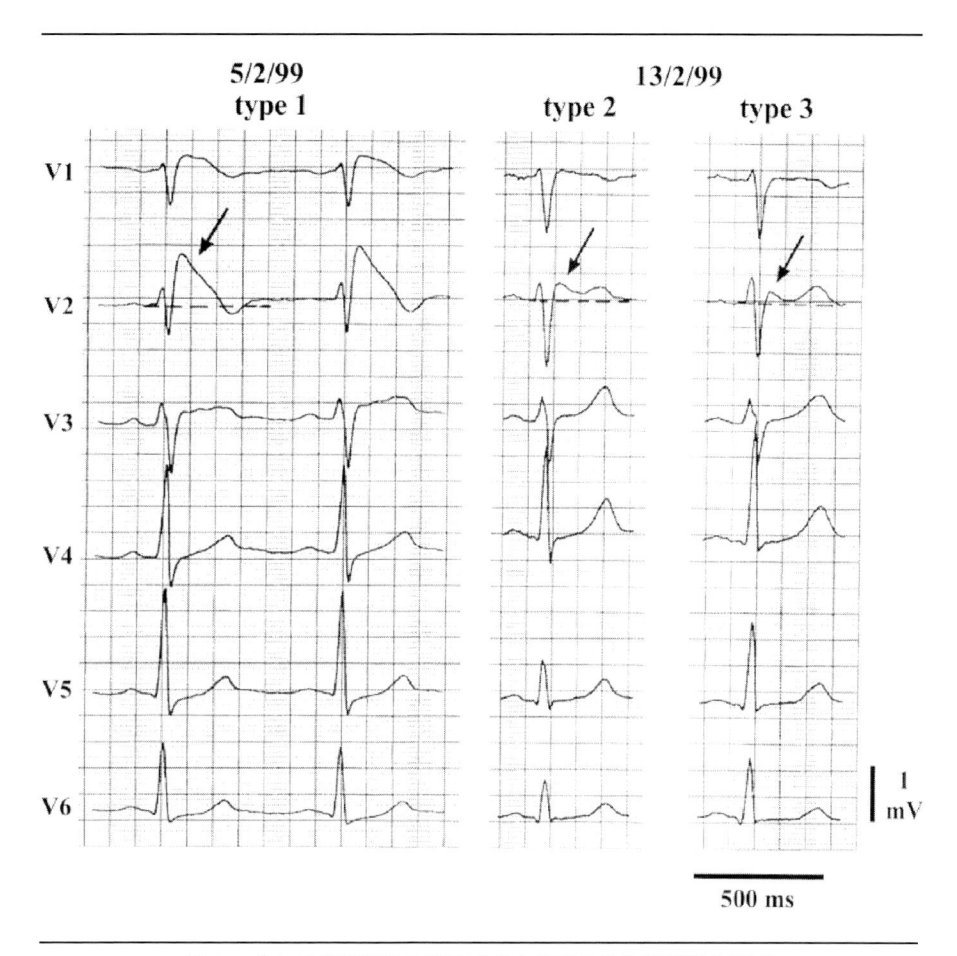

図4 ブルガダ症候群で蘇生できた患者の前胸部誘導心電図

数日間にみられた3型の心電図変化を示す。矢印はJ波である。左欄はtype 1, 5/2/99 -13/2/99の間にtype 2, 3の心電図がみられた。キャリブレーションが示されている。
(Wilde AAM, Antzelevitch C, Borggrefe M, et al. Proposed diagnositc criteria for the Brugada syndrome consensus report. Circulation 2002 ; 106 : 2514-1519. より引用[4])

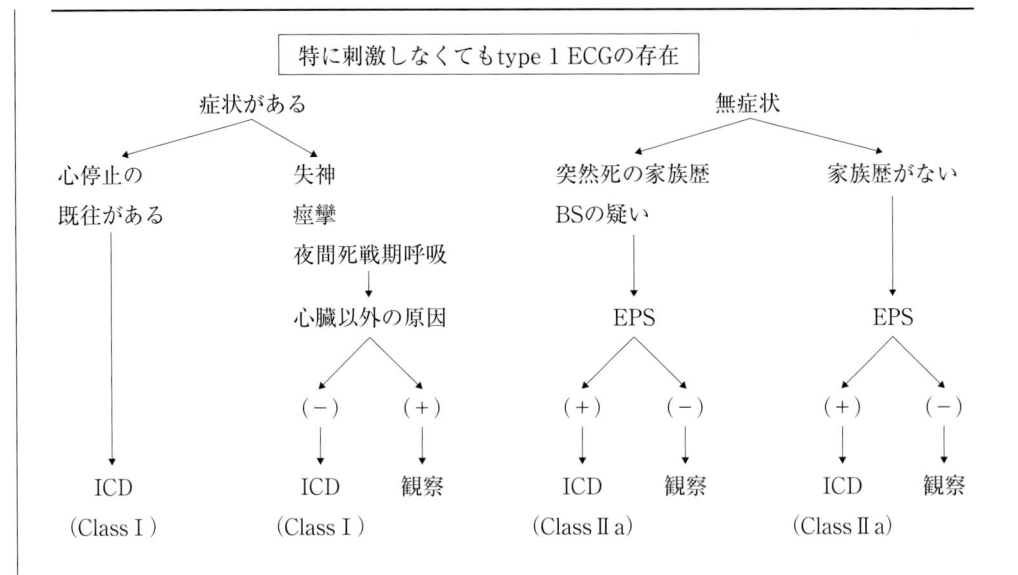

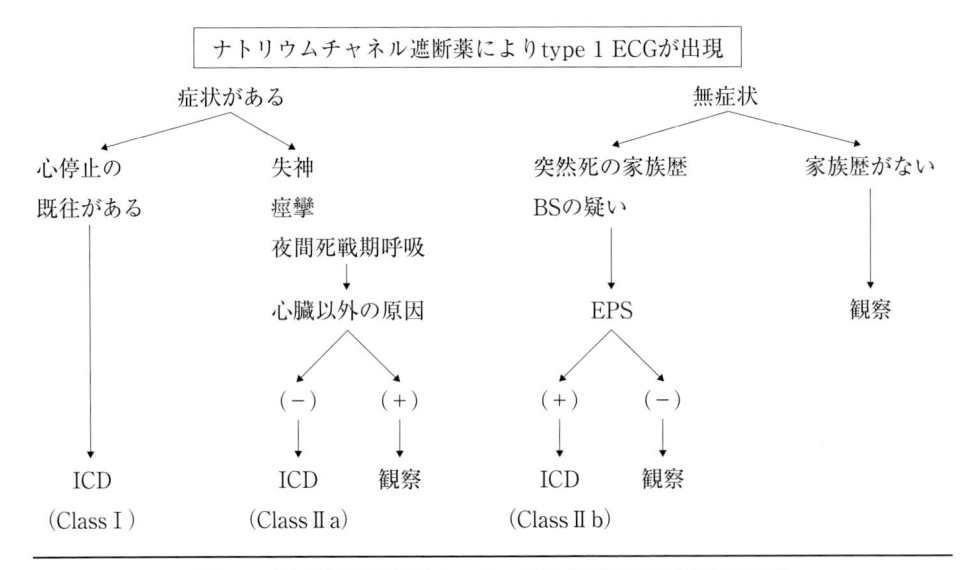

```
                    特に刺激しなくてもtype 1 ECGの存在
              症状がある                          無症状
         ↓              ↓                  ↓              ↓
      心停止の          失神            突然死の家族歴      家族歴がない
      既往がある        痙攣            BSの疑い
                     夜間死戦期呼吸
                        ↓
                     心臓以外の原因
                      ↓      ↓               ↓              ↓
                     (-)    (+)              EPS            EPS
                                           ↓    ↓         ↓    ↓
                                          (+)  (-)       (+)  (-)
         ↓            ↓      ↓            ↓    ↓         ↓    ↓
        ICD          ICD    観察          ICD   観察      ICD   観察
      (Class I)    (Class I)           (Class IIa)     (Class IIa)
```

```
                 ナトリウムチャネル遮断薬によりtype 1 ECGが出現
              症状がある                          無症状
         ↓              ↓                  ↓              ↓
      心停止の          失神            突然死の家族歴      家族歴がない
      既往がある        痙攣            BSの疑い
                     夜間死戦期呼吸
                        ↓                    ↓              ↓
                     心臓以外の原因            EPS            観察
                      ↓      ↓               ↓    ↓
                     (-)    (+)             (+)  (-)
         ↓            ↓      ↓              ↓    ↓
        ICD          ICD    観察            ICD   観察
      (Class I)   (Class IIa)           (Class IIb)
```

図5 ブルガダ症候群をもっている患者でのICD挿入の基準

Class Iの定義は治療が有用もしくは有効である明確な事実があること,Class IIは,有用もしくは有効性に関して議論が残っている場合であり,その中でもClass IIaは有効性を肯定するデータが多い場合であり,IIbは,有効性が十分に確立していない場合である.
BS:Brugada syndrome, EPS:electrophysiological study, ICD:implantable cardioverter defibrillator
(Antzelevitch C, Brugada P, Borggrefe M, et al. Brugada syndrome Report of the second consensus conference. Circulation 2005;111:659-670. より引用[2])

知識の整理のための設問

(1) ブルガダ症候群の心電図上の特徴をあげてください。
(2) かくれている心電図異常を顕在化するのに用いられる薬物をあげてください。
(3) ICDを説明し、本症例での適応を述べてください。
(4) Vaughan Williams分類による抗不整脈薬を説明してください。

【文 献】

1) Brugada P, Brugada J. Right bundle branch block, persistent ST segment elevation and sudden cardiac death : a distinct clinical and electrocardiographic syndrome. A multicenter report. J Am Coll Cardiol 1992 ; 20 : 1391-1396.
2) Antzelevitch C, Brugada P, Borggrefe M, et al. Brugada syndrome Report of the second consensus conference. Circulation 2005 ; 111 : 659-670.
3) Antzelevitch C, Brugada P, Brugada J, et al. Brugada Syndrome ; 1992-2002 A historical perspective. J Am Coll Cardiol 2003 ; 41 : 1665-1671.
4) Wilde AAM, Antzelevitch C, Borggrefe M, et al. Proposed diagnositc criteria for the Brugada syndrome consensus report. Circulation 2002 ; 106 : 2514-1519.

知識の整理のための設問の回答

(1) V1-3で特徴的な波型を示す。Type 1はST上昇が2mm（0.2mV）以上あり、陰性T波が続く（入り江様、coved type）。Type 2はV1-V3のいずれかでSTの2mm以上の上昇があるが、その形が馬鞍様（a saddleback appearance）であり、T波は必ずしも陰性でない。Type 3はV1-3のSTが馬鞍あるいは入り江様（saddleback or coved appearance）の変化を示し、その上昇は1mm以下である。

通常の第4肋間の胸部誘導で明らかでない場合も、第3あるいは2肋間で記録すると、典型的な心電図が得られる場合があります。

(2) アジマリン：ajmaline（1mg/kg over 5min, iv）、フレカイニド：flecainide（2mg/kg over 10min, iv）、プロカインアミド：procainamide（10mg/kg over 10min, iv）、ピルジカイニド：pilsicainide（1mg/kg over 10min, iv）が用いられます。ただし、この負荷試験は必ずしも安全ではないので、必ず専門医の監視下に行います。

(3) implantable cardioverter defibrillatorです。特徴的な心電図変化がみられ、しかも心停止、失神、痙攣発作、夜間の死戦期様呼吸の症状がある場合、これらの症状がな

くても家族に突然死の既往があり，電気生理学的試験で心室頻脈・細動が誘導された場合は挿入適応です。また，ナトリウムチャネル遮断薬投与によりはじめてBrugada typeの心電図が誘導される場合も，上記の基準に準じた適応です。

(4) Ⅰ-Ⅳに分類されます。以下に概略を示しますので記憶を整理してください。

<ClassⅠ：ナトリウムチャネル制御＞

内向きナトリウム電流を抑制することにより活動電流の最も早い脱分極成分を抑制します。

ⅠA：すべての心拍数で最大活動電位を抑制し，活動電位の幅を延長させます。上室性，心室性不整脈両者に有効です。キニジン（qunidine），プロカインアミド（procainamide），ディソピラマイド（disopyramide）

ⅠB：活動電位の立ち上がり速度を抑制し，頻脈でない場合には最大活動電位にほとんど影響せず，部分的に脱分極した細胞の早い成分の活動電位を抑制します。心拍数が早い程効果が増強し，活動電位の幅には影響しないかむしろ短縮します。リドカイン（lidocaine），フェニトイン（phenytoin），メキシレチン（mexiletine）

ⅠC：正常心拍数で最大活動電位を抑制し，活動電位幅は変化しません。ピルジカイニド（pilsicainide），フレカイニド（flecainide），プロパフェノン（propafenone）

＜ClassⅡ：β遮断薬＞

洞房結節の自動能抑制，房室結節の不応期の延長，房室結節の伝導速度の遅延を来します。プロプラノロール（propranolol），ソタロール（sotalol）

＜ClassⅢ：再分極遅延薬＞

活動電位の幅の延長を来し，不応期を延長します。アミオダラン（amiodarone）

＜ClassⅣ：Ca拮抗薬＞

カルシウムチャネル遮断薬，伝導速度の遅延と不応期の延長を来します。ベラパミール（verapamil），ディルチアゼム（deilyiazem）

（今井　孝祐）

Column

精神的ストレスと身体表現

　従来健康であったものが通勤途上であるいは職場・学校で，手足がしびれて動けない，嘔気が強い，動悸・息が苦しい，などなどを訴えてしばしば救急搬送されてくる。詳細に現症を聞き出しながら身体所見をとっていくと，訴えと身体所見が合致せず，安静を保つこと，よく訴えを聞いてやることなどで症状が安定し回復することが多い。器質的疾患を除外診断できた場合，精神的ストレスによる身体的表現と診断し，症状が回復した場合は精神科，診療内科を受診することを勧めて帰宅許可を出すことが多い。しかし，精神的ストレスは時に身体的に重篤な症状を来すこともある。Johns Hopkins UniversityのWittsteinら[1]は，精神的ストレスを契機として心機能異常を来した19名の患者（中央値63歳，4分割値52-71歳，女／男18/1）を報告している。いずれも健康であった者が，肉親や友人の死，交通事故，白熱した議論，悲しいニュースなどを契機として胸痛，呼吸困難のいずれかあるいは両方を訴えて救急搬送されている。これら19名のうち3名は血行動態を保つために大動脈内バルーンパンピング（intraaortic balloon pumping：IABP）を必要とし，また1名は心室細動を起こしている。心電図上もQT間隔の延長をはじめST上昇，T陰転などを示している。Troponin-I，creatine kinase MBのピーク値と4分割値（interquatile range）はそれぞれ0.18（0.08-0.69, normal value：＜0.06）ng/ml，10（5-14, normal value：＜7）IU/lと軽度上昇であったが，心エコー上は左室駆出率0.2（0.15-0.30）と低下し，左室基底部の収縮性は保たれているか亢進しているが心尖部と中央部は動きが悪いという特異な像を示した。同時に測定された血液中のカテコールアミン，交感神経系の代謝産物，カテコールアミンと一緒に貯蔵されているneuropeptide Y，あるいはbarain natriuretic peptide, serotoninが増加を示し，経時的に低下した。低下していた心駆出率は2-4週間後には正常に復している。同様に，ミネアポリスのSharkeyら[2]は22名の女性患者（全員女性），年齢（65±19歳）で左室駆出率（0.29±0.09）の著名な低下を報告している。これら北米での報告に先立って，ヨーロッパでも2003年に同様な症状の13名（平均年齢62歳，女／男12/1）が見いだされている[3]。

　これらの症候群は日本において見いだされたものであり[4,5]，左室造影で心尖部を中心とする広範囲な無収縮と心基部の過収縮により収縮末期像があたかも"たこつぼ"に似ていたことから，"Tako-tsubo-like left ventricular dysfunction"と命名され，"transient left ventricular apical ballooning"とも称されている[6]。高齢女性に好発することなど，病態生理学的に解決しなければならない点が残されているが，情動面での急激なストレスが急激な身体症状に発展する典型例と考えられる。救急患者を最初にみるわれわれは，これに類した現象を見逃している可能性はないであろうか。急性の身体的，精神的訴えをもって救急部に搬送されてくる患者には，あらゆる可能性を考えてのscientific mindとclinical skillが同時に要

求される。

【文 献】

1) Wittstein IS, Thiemann DR, Lima JA, et al. Neurohumoral features of myocardial stunning due to sudden emotional stress. N Engl J Med 2005 ; 352 : 539-548.
2) Sharkey SW, Lesser JR, Zenovich AG, et al. Acute and reversible cardiomyopathy provoked by stress in women from the United States. Circulation 2005 ; 111 : 472-479.
3) Desmet W, Adriaenssens B, Dens J. Apical ballooning of the left ventricle : first series in white patients. Heart 2003 ; 89 : 1027-1031.
4) Kurisu S, Sato H, Kawagoe T, et al. Tako-tsubo-like left ventricular dysfunction with ST-segment elevation : A novel cardiac syndrome mimicking acute myocardial infarction. Am Heart J 2002 ; 143 : 448-455.
5) Tsuchihashi K, Ueshima K, Uchida T, et al. Transient left ventricular apical ballooning without coronary artery stenosis: a novel heart syndrome mimicking acute myocardial infarction. J Am Coll Cardiol 2001 ; 38 : 11-18.
6) 栗栖　智．たこつぼ型心筋障害：救急集中治療医への啓発．日集中医誌 2005；12：186-188.

（今井　孝祐）

CASE 16

80歳の男性
動作時息苦しい

日常生活は散歩など，普通にできていた．10日ほど前より動作時に息切れを自覚し，昨日より悪化してトイレに歩いていくのがやっとの状態であった．本日になっても症状がよくならず，救急車の要請となった．

1 救急隊，家族，本人に電話で何を確認？

❶ 救急隊到着時の状態 ▶ 安静仰臥位では特に呼吸苦を訴えないが，屋内を歩くことが難しい状況であった．同年代の妻との二人暮らしで，妻が付き添っていた．
　意識：清明，血圧：210/90mmHg，脈拍：80/min，体温：36.5℃，呼吸数20/min，Sp_{O2}：97％（room air）

❷ 主訴は何か？ ▶ 息苦しい

❸ いつ始まったか？ ▶ 昨日より徐々に

❹ 持続時間，増悪／軽快？ ▶ 動作時に右胸が詰まったように苦しい，昨日よりも増悪している

❺ 随伴症状はあるか？ ▶ なし

❻ 救急隊への指示は何か？ ▶ 酸素投与（鼻腔カテーテル4 l/min）を行いながらの至急搬送を指示する

2 救急部到着時の緊急対応は？

① 最初にvital signs をとり，緊急の生命維持，蘇生処置の必要性を判断
　意識：清明，血圧：173/83mmHg，脈拍：68/min，体温：36.6℃，呼吸数：20/min，Sp_{O2}：96％

持続モニタリングにより不整脈，血圧の変動，動脈血酸素飽和度の変動を監視する．意識は清明であり，やや血圧が高いこと，安静仰臥位であるにもかかわらず呼吸数が多いことが目につくが，緊急の蘇生処置は必要ない．

② 現症，既往歴を聞きながら理学所見をとる

息苦しくて肺血栓塞栓症と診断された時（7年前，他院）と同じようであると訴え，特に昨日より動くと右胸が詰まったように苦しく，今日はトイレに行くのがやっとであ

る。昭和59年に狭心症，昭和60年には経皮的冠動脈形成術（percutaneous transluminal coronary angioplasty：PTCA）を受けている（他院）。

HEENT（head, ears, eyes, nose, throat）に異常所見なく，呼吸音も正常，Sp_{O2}も空気呼吸下で96％ほどである。心音に特に雑音なく，腹部も所見がない。四肢に浮腫，静脈炎ない。

③ 緊急検査をどのように進めるか

息苦しさを訴えるが動脈血酸素飽和度は下がっておらず，以前に経験したという肺血栓症は所見からも考えにくい。静脈路を確保してスクリーニング検査を行い，持続モニタリングを継続すると同時に標準誘導心電図を急ぐ。心電図では右脚ブロックと胸部誘導で陰性T波がみられた（**図1**）。

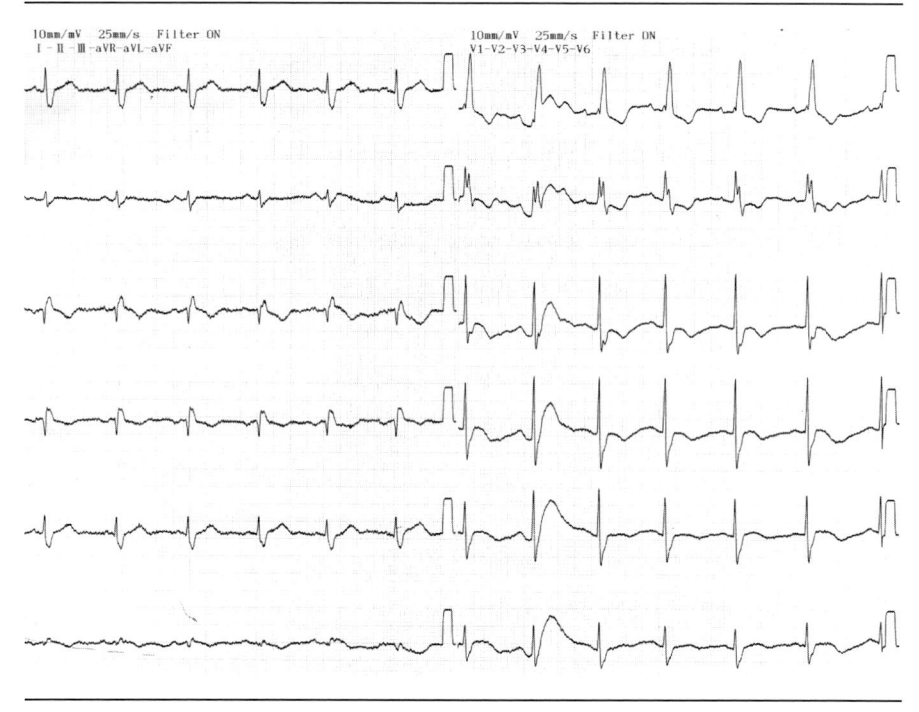

図1　救急部来院時の標準誘導心電図
胸部誘導での陰性T波とST降下が認められる。

緊急血液検査結果：WBC 7,000/μl，RBC 4,110,000/μl，Hb 11.0g/dl，Ht 34.1％，Plt 213,000/μl，total protein 6.4g/dl，albumin 4.0g/dl，BUN 11.9mg/dl，creatinine 0.83mg/dl，Na 143mEq/l，K 3.7mEq/l，Cl 108mEq/l，Ca 9.7mg/dl，AST 36（13-35）IU/l，ALT 14IU/l，total bilirubin 0.3mg/dl，glucose 154mg/dl，CK 200（35-175）IU/l，amylase 171IU/l，CRP 0.2mg/dl，CK-MB 7.0（0.0-3.6）ng/ml，Troponin-I：8.52（0.00-0.05）ng/ml，（normal range）

心筋由来酵素Troponin-I，CK-MBが高値を示している。

胸部単純X線写真：心胸郭比の増大，鬱血の所見はない。

3 最も考え得る診断は？

❗ ST非上昇型心筋梗塞（acute coronary syndrome：ACS）

4 さらにどのように検査を進めるか？

TIMI（Thrombolysis in Myocardial Ischemia）危険スコア（表1）では，①年齢（80歳＞65歳），②冠動脈疾患の危険因子（高血圧，糖尿病，高コレステロール血症），③心筋酵素の上昇，④ST降下0.5mm以上，⑤冠動脈の50％以上の上昇を指摘されたことがある（PTCAを受けたことがある）と5点を示し，緊急冠動脈造影に基づく治療が必要である。

5 帰宅，入院，専門診療科へのconsultation？

循環器内科をemergency call，緊急冠動脈造影を行ったうえ，入院となる。冠動脈造影で右冠動脈近位部に高度狭窄を認めた。同部にステントの留置を行い（Percutaneous coronary intervention：PCI），その後臨床症状の改善をみたため継続的薬物療法を目的に，近医紹介となった。

表1 不安定狭心症あるいは非ST上昇性の心筋梗塞でのTIMI（Thrombolysis in Myocardial Ischemia）危険スコア（各項目1点）

1. 年齢：65歳以上
2. 冠動脈疾患の危険因子が3つ以上
    - 冠動脈疾患の家族歴
    - 高血圧
    - 高コレステロール血症
    - 糖尿病
    - 喫煙歴（最近の）
3. 7日以内のアスピリンの服用歴
4. 最近の重篤な狭心症症状：24時間以内に2回以上
5. 心筋酵素の上昇：CK-MB or Troponin
6. 0.5mm以上のST変位：ST降下が0.5mm以上は有意である，一過性のST上昇が20分以下の場合はST降下と扱う，1mm以上のST上昇が20分以上持続する場合はST上昇の心筋梗塞として扱う．
7. 冠動脈の50％以上の狭窄を指摘されたことがある：この情報が不明でも危険予測因子として扱う．

TIMI危険スコア	発症危険率
0 or 1	5％
2	8％
3	13％
4	20％
5	26％
6 or 7	41％

発症危険率：計算されたTIMI危険スコアが1点以上の場合，14日以内に死亡，新たなもしくは再発心筋梗塞，または緊急再灌流療法が必要となる危険率
（The 2005 International Consensus Conference on Cardiopulmonary Resuscitation and Emergency Cardiovascular Care Science with Treatment Recommendations : Part 8. Stabilization of the patient with acute coronary syndrome. Circulation 2005 ; 112 : VI89–VI110. より引用[2]）

6 病態生理

　粥腫の破綻，崩壊により粥腫の内容であるリピッド，平滑筋，泡沫細胞が血液と直接接触しトロンビンが形成される。血小板表面にはトロンビン受容体（Protease-activated receptors：PAR）が発現しており，トロンビンにより活性化され，その結果として局所での血小板の接着，凝集，フィブリンの沈着が起こり，冠動脈内血栓が形成される。微小血栓は遊離して下流冠動脈を閉塞して虚血症状を引き起こす。この病態による疾患群を急性冠動脈症候群（acute coronary syndrome）といい，急性心筋梗塞（acute myocardial infarction），不安定狭心症（unstable angina）はその一部である（図2）。動脈の粥腫はコラーゲンが少なく，matrix metalloprotinasesの含量が多く[1]，炎症反応が起こることにより炎症性サイトカインが誘導され粥腫の破綻が起こりやすくなる。

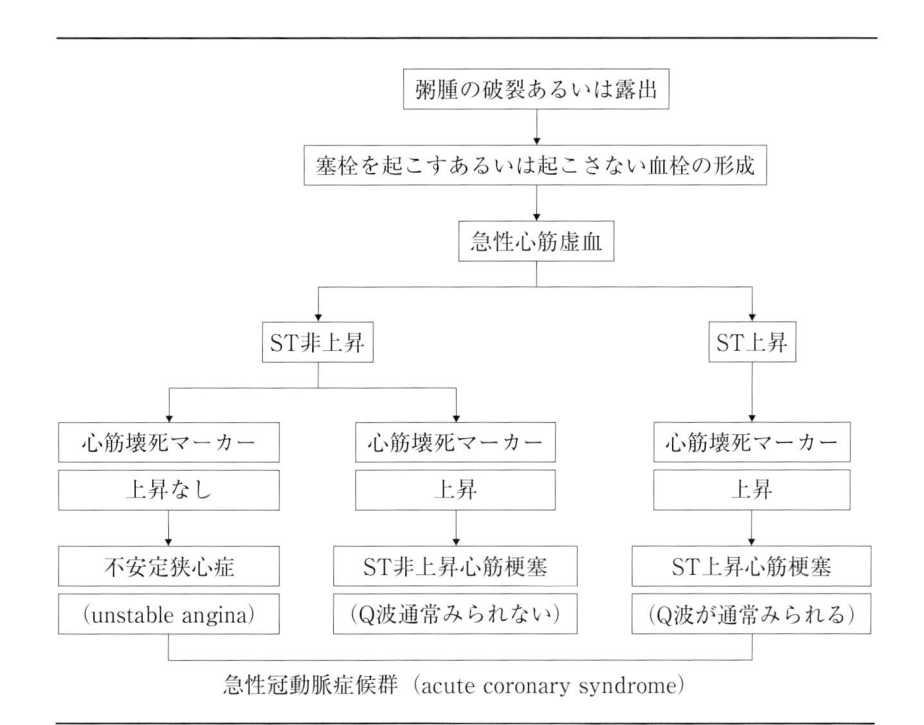

図2　急性胸痛を訴えてきた患者における，心電図，心筋壊死の生化学マーカー（troponin-T, troponin-I, creatine kinase MB）による急性冠動脈症候群の分類
（Grech ED, Ramsdale DR. Acute coronary syndrome : unstable angina and non-ST segment elevation myocardial infarction. BMJ 2003 ; 326 : 1259-1261.より引用[7]）

診断のポイント

　救急部での的確な診断と必要に応じた救命処置，専門診療科への迅速な consultation が患者の予後に大きく影響する．強い胸痛，心電図変化は心筋虚血に典型的であるが，高齢者，女性，糖尿病患者ではしばしばこれら症状を示さないことがある[2]．臨床的観察，ECGの変化，バイオマーカー（CK-MB，Troponi-I/T）の上昇は信頼できるものであるが，これらを考慮してもなお救急部での見逃し症例が2-5％ある[3]．心筋虚血が疑われる患者に対して，救急部では以下の項目のチェックを10分以内に行うべきである．①vital signsのチェック・Sp_{O2}のチェック・持続心電図モニター，②静脈ラインの確保，③標準12誘導心電図，④的を絞った現症と理学所見の取得，⑤心筋逸脱酵素・電解質・凝固能の検査検体の採取と提出，⑥胸部Ｘ線写真[2]．これらの所見，検査結果より不安定狭心症，ST非上昇型心筋梗塞，ST上昇型心筋梗塞（図2）に分類される．

　本症例は緊急検査結果で心筋マーカーが上昇していたので診断は容易であったが，心筋マーカーの上昇が見られなかった場合の対処は臨床的に重要である．心筋壊死のマーカーであるTroponinは壊死4-6時間後より上昇を示すため，循環動態の監視を救急部で継続し2-3時間後にTroponin値を再検査することが勧められる．

鑑別診断

　心筋炎，鬱血性心不全，肺血栓塞栓症，心外膜炎

治療の原則

　心筋虚血が疑われる患者に対して救急部で最初に行うべき治療は，①酸素の投与（4 l/min），動脈血酸素飽和度を少なくとも90％以上に保つ（Oxygen），②アスピリンの投与（150-325mg）（Aspirin），③ニトログリセリン舌下錠の投与（低血圧でない場合）（Nitroglycerin），④胸痛がニトログリセリン投与にて軽快しない時はモルフィンの投与（Morphine），である[2]．これらはそれぞれのinitialからMONAと記憶される．

　心筋梗塞の治療は梗塞発症後の時間との競争になる．病院到着後30分以内に血栓溶解薬を投与すること（30-minute interval "door-to-drug"），あるいは病院到着後90分以内にPCIを行うこと（90-minute interval "door-to-balloon inflation"）．次の4つのDが時間の浪費につながり，これらを短縮できるように日常的に体制を整備することが重要である，Door to data, from data（ECG）to decision, from decision to drug（or PCI）[2]．

　虚血性の症状をもっていてST非上昇性の心筋梗塞の場合，あるいは心電図が正常，または診断が確定できない場合は線溶療法の適応がなく，抗血小板薬の適応である[1]．

アスピリンが第一選択であるが，血小板凝集の最終反応の担い手であるGP Ⅱ b/Ⅲ aの阻害薬（アブシキシマブ，など）の開発が進行中である。TIMI危険スコアで3点以上の場合は冠動脈造影に基づく緊急PCIの適応と考えられている（**表1**）。しかし，ST非上昇でTroponinが上昇している場合に，PCIを行うべきかは依然として議論を残している[4]。

知識の整理のための設問

(1) Troponinを説明してください。
(2) 急性冠動脈症候群（acute coronary syndrome）以外にTroponinの上昇する病態示してください。
(3) 急性冠動脈症候群を診断の手順を踏んで分類してください。
(4) 血栓溶解療法後の冠血流量を定性的に分類しているTIMI grading systemを説明してください。

【文　献】

1) Topol EJ. A guide to therapeutic decision-making in patients with non-ST-segment elevation acute coronary syndromes. J Am Coll Cardiol 2003 ; 41 : 123S–129S.
2) The 2005 International Consensus Conference on Cardiopulmonary Resuscitation and Emergency Cardiovascular Care Science with Treatment Recommendations : Part 8. Stabilization of the patient with acute coronary syndrome. Circulation 2005 ; 112 : IV89–IV110.
3) Charles V, Pollack J, Roe MT, et al. 2002 update to the ACC/AHA guidelines for the management of patients with unstable angina and non-ST-segment elevation myocardial infarction: Implications for emergency department practice. Ann Emerg Med 2003 ; 41 : 355–369.
4) Winter RJD, Windhausen F, Cornel JH, et al. Early invasive versus selectively invasive management for acute coronary syndromes. N Engl J Med 2005 ; 353 : 1095–1104.
5) Jeremias A, Gibson CM. Narrative review: Alternative causes for elevated cardiac troponin levels when acute coronary syndromes are excluded. Ann Intern Med 2005 ; 142 : 786–791.
6) Antman E, Braunwald E. ST-segment elevation myocardial infarction. In : Kasper DL, Braunwald E. Fauci AS, et al, editor. Harrions's Principles of Internal Medicine. 16th ed. New York: McGraw-Hill : 2005. p. 1448–1459.
7) Grech ED, Ramsdale DR. Acute coronary syndrome: unstable angina and non-ST segment elevation myocardial infarction. BMJ 2003 ; 326 : 1259–1261.

知識の整理のための設問の回答

（1）心筋のTroponinはactin, myosinがカルシウムを介して反応する際の調節性蛋白として働きます。TroponinはT, I, Cのsubunitで構成されています。Troponin-Tはtropomyosinとして収縮を促進します。Troponin-Iはactinと結合してactin-myosinの相互反応を阻害します。Troponin-Cはカルシウムイオンと結合します。これらの機序は骨格筋でも同じですが，アミノ酸配列が骨格筋と心筋では異なるために，cardiac troponin-T, -Iはmonocloncal antibodyにより心筋からの遊離マーカーとして定量できます。Troponin-Cは骨格筋と心筋でアミノ酸配列がほとんど同じため臨床的な指標としては用いられておりません[5]。

（2）心筋壊死ばかりでなく心筋細胞の透過性が亢進する病態でも流血中に漏出してくる機序が想定されています。心筋壊死がなくても，敗血症，SIRS，低血圧，心筋炎，心外膜炎，慢性腎不全などで上昇がみられます[5]。

（3）図2に示した手順で診断していきます。急性心筋虚血を疑わせる臨床症状があった場合，まず標準誘導心電図で検索します。ST上昇か，あるいは上昇していないかをみます。ST上昇がなく心筋壊死マーカーの上昇がない場合は不安定狭心症であり，心筋壊死マーカーが上昇していればST非上昇性の心筋梗塞です。STが上昇しており，心筋壊死マーカーが上昇している場合は，ST上昇性心筋梗塞です。

（4）Thrombolysis in myocardial infarction grading systemです[6]。
　0：梗塞に陥っている領域への血管が閉塞していて血流がない状態。
　1：造影剤が閉塞部位を越えてみられるが末梢まで灌流できない状態。
　2：梗塞部位に造影剤が到達できるが流速が健常部位と比較して有意に遅い状態。
　3：正常な流速で梗塞部位に血流が認められる状態。

（今井　孝祐）

CASE 17

64歳の男性
突然に意識消失，倒れた

椅子に座って仕事中突然に右方向に床の上に倒れた．応答がなかったのは数秒間で痙攣はないが，失禁がある．

1 救急隊，家族，本人に電話で何を確認？

❶ 救急隊到着時の状態 ▶ 事務室の床の上に仰臥位でやすんでいる

意識：3，麻痺・感覚異常なし，血圧：90/60mmHg，脈拍：66/min，体温：36.2℃，呼吸数15/min，Sp$_{O2}$：78％（酸素10 l/min 投与で85％），

❷ 主訴は何か？ ▶ 意識消失発作，救急車内に収容してからは意識清明となる

❸ いつ始まったか？ ▶ 在位で仕事中に突然

❹ 持続時間，増悪／軽快？ ▶ すぐに呼びかけに応じることができたが清明でない

❺ 随伴症状はあるか？ ▶ 尿失禁

❻ 救急隊への指示は何か？ ▶ 酸素（マスク10 l/min）投与を行いながらの至急搬送を指示する

2 救急部到着時の緊急対応は？

① 最初に vital signs をとり，緊急の生命維持，蘇生処置の必要性を判断

意識：清明，血圧：90/65mmHg，脈拍：70/min，体温：36.2℃，呼吸数：15/min，Sp$_{O2}$：98％（酸素マスクで5 l/min）．

意識は清明であり，酸素投与していても Sp$_{O2}$ が98％であること，やや血圧が低いことが気になるが，緊急の蘇生処置は必要ない．

② 現症，既往歴を聞きながら理学所見をとる

本年になってより意識消失発作を2回自宅で起こし，自然に回復した．その後，2回仕事場で同様な発作を起こし，救急車で搬送されたが頭部CT検査，心電図検査で異常所見がなく帰宅許可となっていた．本日は，座位で仕事中に浮遊感，嘔気を自覚し，その後は覚えていない．約10年前に軟口蓋腫瘍で手術を受けたことがある．

意識は清明でありHEENT（head, ears, eyes, nose, throat）に異常所見はなく頸部も軟らかい．胸部では右下肺野に吸気性雑音があるが心音は正常，腹部に特に圧痛・抵抗な

いが腸雑音低下，四肢に浮腫はない．脳神経に異常なく，四肢の筋力，感覚も異常ない．

③ 緊急検査をどのように進めるか

　救急部到着時に意識清明で神経症状もなく，既往の意識障害時の頭部CT検査で異常がなかったことから，頭蓋内に粗大病変が起こったとは考えにくい．救急隊到着時のSp$_{O2}$の低下から肺動脈塞栓症も疑われたが，頻脈を示さず，Sp$_{O2}$も改善してきているので考えにくい．同様な発作を繰り返しているので，今までに心電図の異常を指摘されていないがしばらくモニタリングで観察すること，標準誘導心電図を急いで解析することとし，神経原性失神とするには除外診断を慎重に行う必要があると考えた．静脈路を確保，スクリーニングの検体採取・提出を行い，モニタリング下に経過観察とする．

　標準誘導心電図：胸部誘導でST上昇を認める（**図1**）．

　緊急血液検査結果：WBC 5,900/μl，RBC 3,880,000/μl，Hb 12.4g/dl，Ht 36.2％，Plt 324,000/μl，total protein 6.6g/dl，albumin 3.7g/dl，BUN 18.9mg/dl，creatinine 1.00mg/dl，Na 140mEq/l，K 4.1mEq/l，Cl 103mEq/l，Ca 9.3mg/dl，AST 18IU/l，ALT 11IU/l，total bilirubin 0.5mg/dl，glucose 106mg/dl，CK 120IU/l，amylase

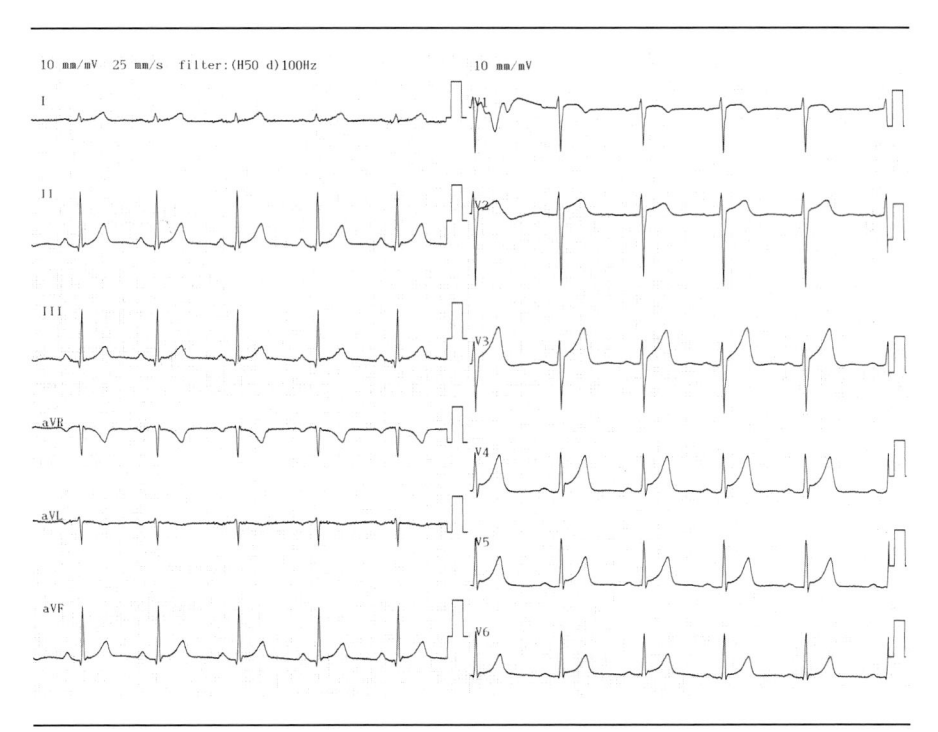

図1　救急部来院時の標準誘導心電図
V1-4でST上昇を認める．

100IU/l，CRP 0.4mg/dl，CK-MB ＜ 0.37ng/ml，Troponin-I ＜ 0.04ng/ml，pHa 7.453，Pa_{CO_2} 34.5mmHg，Pa_{O_2} 107.0mmHg，base excess 0.7mEq/l

血液検査所見に特別な異常はない。

3 最も考え得る診断は？

神経調節性失神

4 さらにどのように検査を進めるか？

　救急部でモニタリングを行いながら観察している間に，約20分後モニターの警報が作動，脈拍が40/min以下となったのに気付いた。モニター上AV blockと補充収縮であったが，すぐに脈拍50-60に戻る。特に自覚症状を訴えなかった。注意して観察していると，その5分ほど後に再度30/min台の徐脈（AV block, sinus arrest）と，気分不快を訴え嘔吐があった（心電図の記録残せず）。硫酸アトロピン0.5mg ivで洞調律，脈拍70/minにもどった。血圧も70mmHg台に低下したため，ドパミンを5μg/kg per minで投与し，血圧90-100mmHg，脈拍数70-80/minと落ち着く。ドパミンの投与量の減少で徐脈，血圧低下を来す。安静仰臥位でのこの2度のエピソードから，洞不全症候群（sick sinus syndrome）を疑った。

5 帰宅，入院，専門診療科への consultation ？

　ドパミン投与下に，一時的ペーシングカテーテル（temporary pacing catheter）挿入の適否，持続モニタリングの継続と診断の確定，局所心筋収縮の異常をエコーで検索（心筋梗塞の可能性）することを目的として，循環器内科を consultation した。循環器内科に緊急入院後，一時的ペースメーカー（temporary pacemaker）挿入のうえ，状態落ち着いたところでティルト試験（tilt table test）が行われ，proterenol 1μg/minの投与にて測定不能にまで血圧低下，嘔気，意識消失が出現した。また，頸動脈洞のマッサージにて2.8secの洞停止を認めたため，神経調節性失神，頸動脈洞症候群と確定診断された。Metoprolol tartrate（セロケン®，selective beta-1 blocker，10-20mg/day）投与で徐脈発作は見られなくない，経過観察となった。本症例が救急部内で数時間のモニタリングで脈拍，血圧に異常がなく，自覚的にも症状がなかった場合の対処を想定してみる。過去に数回の失神発作を起こしているが，今回は椅子に座っていて起こしていること，尿失禁があったことは心に器質的疾患の存在を疑わせる。心電図上胸部誘導でST上昇があるために心筋逸脱酵素の再検査を行い，それで異常がなかった場合に，後

日循環器内科を受診するとの条件のもと，全身状態良好であるならばNeurocardiogenic syncopeと診断して帰宅許可を出すことが想定される。

6 病態生理

交感神経の失調により脳灌流を維持するのに必要な血圧が維持できず，時には心拍数の維持もできずに，姿勢を保つことができなくなる一過性の意識消失発作を失神（syncope）という。意識消失は一過性であり，短時間のうちに自然の回復をみる。血液の分布は体位に影響され，立位では重力によりおおよそ 300-800mlの血液が腹部から下肢へと再分配される[1]。血液量の 25-30％が低下することになるが，この変化に対して交感神経系と内分泌系が反応してホメオスタシスを保つ。特に迅速な適応は交感神経系の働きによる。血管内圧の変化に反応する圧受容器は高圧系では頸動脈洞と大動脈弓にあり，血圧の上昇はこれら受容器を刺激して延髄の循環中枢に刺激を伝達し，交感神経系の活動低下，副交感神経系の活動亢進をもたらす（Baroreceptor reflex）。左心室内に分布するmechanorecptorsは心室の運動により刺激され求心性の迷走神経C-fiberを介して副交感神経を刺激し，徐脈，低血圧を導く（Bezold-Jarisch reflex）。血圧低下では心血管抑制中枢（延髄）への入力が減ることにより交感神経系が活性化され，全身の抵抗血管のみならず内蔵の容量血管も収縮する[1]。しかし，この交感神経の反射に異常があるものでは，急激な血管内容量の減少に対して血管の緊張を保つことができず過剰な末梢静脈への血液の貯留が起こる。静脈環流の減少に対して代償機転が働かずに血圧が低下するため，交感神経系が活性化されて心臓の収縮が亢進し，容量が減少しているにもかかわらず心臓のmechanoreceptors，副交感神経性求心性繊維が心臓の亢進した収縮により刺激を受けて，結果として副交感神経の活動を亢進させ，高血圧の際と同様に大量の求心性シグナルを送るために，徐脈と末梢血管抵抗の減少[2]（paradoxic decline in sympathetic activity）が起こり，低血圧，徐脈，失神へとつながる。このような反射性に神経を介して起こる意識消失症候群がneurally mediated reflex syncopal syndromesであり，nurocardiogenic or vasovagal syncope, carotid sinus syncope, situaltional syncope, glossopharyngeal and trigeminal neuralgia syncopeに大別される（図2）[3]。

```
                    神経を介する反射性失神症候群
                  (neurally mediated reflex syncopal syndromes)
                                    │
        ┌───────────────┬───────────┴───────────┬───────────────┐
  心臓神経原性／          頸動脈洞性              状況性           舌咽神経痛／
  血管迷走神経原性失神      失神                   失神            三叉神経痛性失神
  nurocardiogenic or    carotid sinus         situational       glossopharyngeal
  vasovagal syncope     syncope               syncope           and trigeminal
                                                                neuralgia syncope

  パニック, 驚愕,        頭の回転,              咳, くしゃみ       喉や顔の疼痛
  疼痛, 運動後          きつい襟,              嚥下運動,
                       ひげ剃り,              排便, 排尿
                       頸動脈
                       マッサージ

  交感神経緊張           心肺迷走神経            泌尿器経路／        脳神経の刺激
  増加                  受容体刺激を            消化管の受容体       (舌咽神経,
                       伴った頸動脈洞          脳皮質, 心肺        三叉神経)
                       刺激                   受容体の刺激

  心拍数,
  心収縮性の亢進

  心臓C繊維の刺激
```

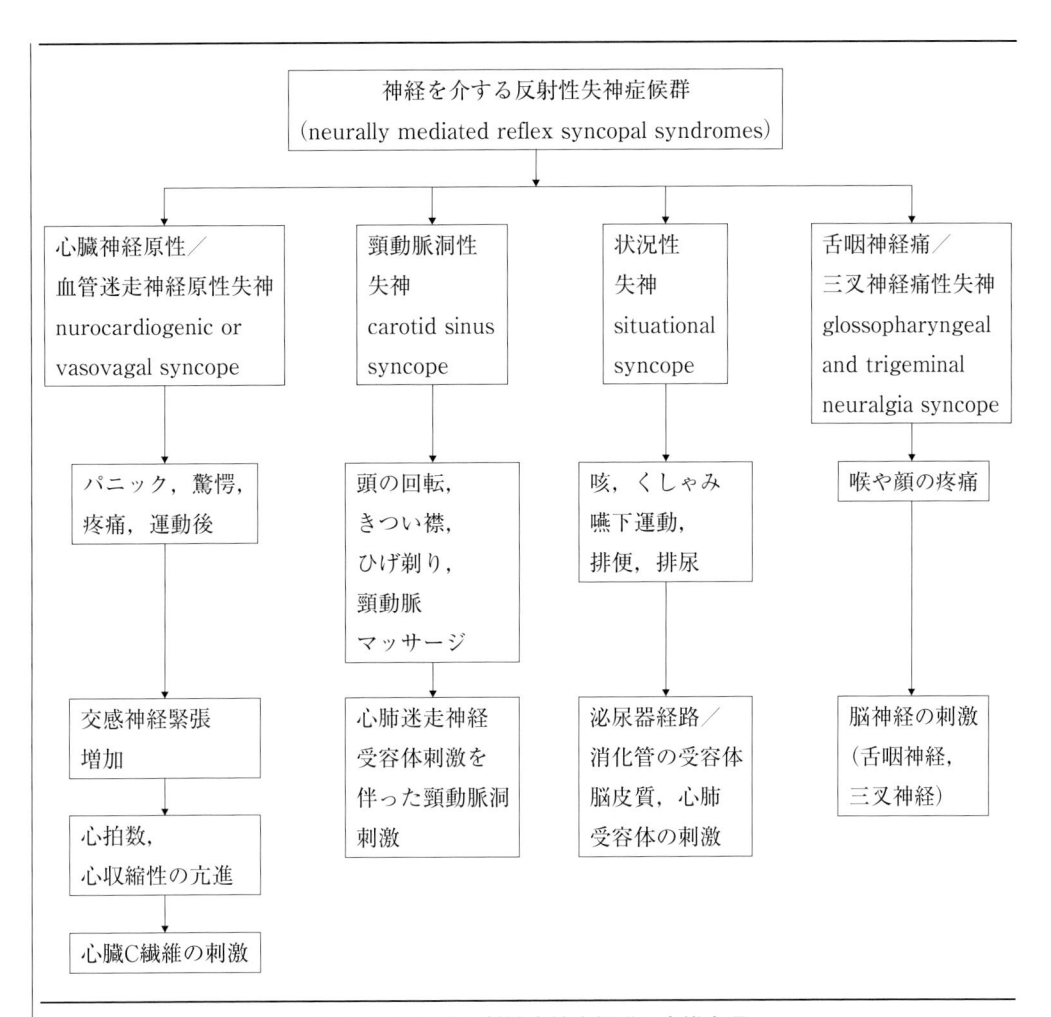

図2　神経原性反射性失神症候群の病態生理
(Chen-Scarabelli C, Scarabelli TM. Neurocardiogenic syncope. BMJ 2004 ; 329 : 336–341. より引用[3])

診断のポイント

　詳細な病歴聴取と理学所見が診断の中心であり，心血管系の疾患に起因するものと神経学的な疾患を除外することが重要である．倒れる前に，虚脱感，頭から血が引くような感覚，発汗，眼がかすむ，嘔気，熱感あるいは冷感の前兆がある場合が多く，また，顔面蒼白，あくび，瞳孔散大をみることがある．これら前兆が倒れる30秒から数分前に出現することが多いが，何の前兆も見ないものもおり（特に老人），このような場合は意識消失で倒れた際に怪我をしがちである．倒れたあと，数秒から数分で意識は回復し，神経学的になんら局所神経の脱落症状を示さない．脳虚血が高度になると，痙攣様の動きを示す場合もある．仰臥位あるいは座位で失神発作が起こる場合は，器質的心疾

患の可能性が高く，図3での『心臓神経原性では説明できない』項目に進み，診断を確定していく（図3）。Tilt table test は neurocardiogenic syncope の確実な診断法である。テーブルの上に仰臥位の姿勢からテーブルを60-70度に受動的に立てた時に，低血圧と虚脱の症状が起こるかどうかをみる。この試験の偽陽性率は10％である。頭を回転させる，きつい襟のシャツで頸を圧迫する，ひげ剃りなどの頸動脈洞の刺激（carotid sinus syncope），消化管／泌尿器系／呼吸器系の受容体が刺激されることによる失神（situational syncope），舌咽／三叉神経の疼痛刺激による失神が知られている（図2）。

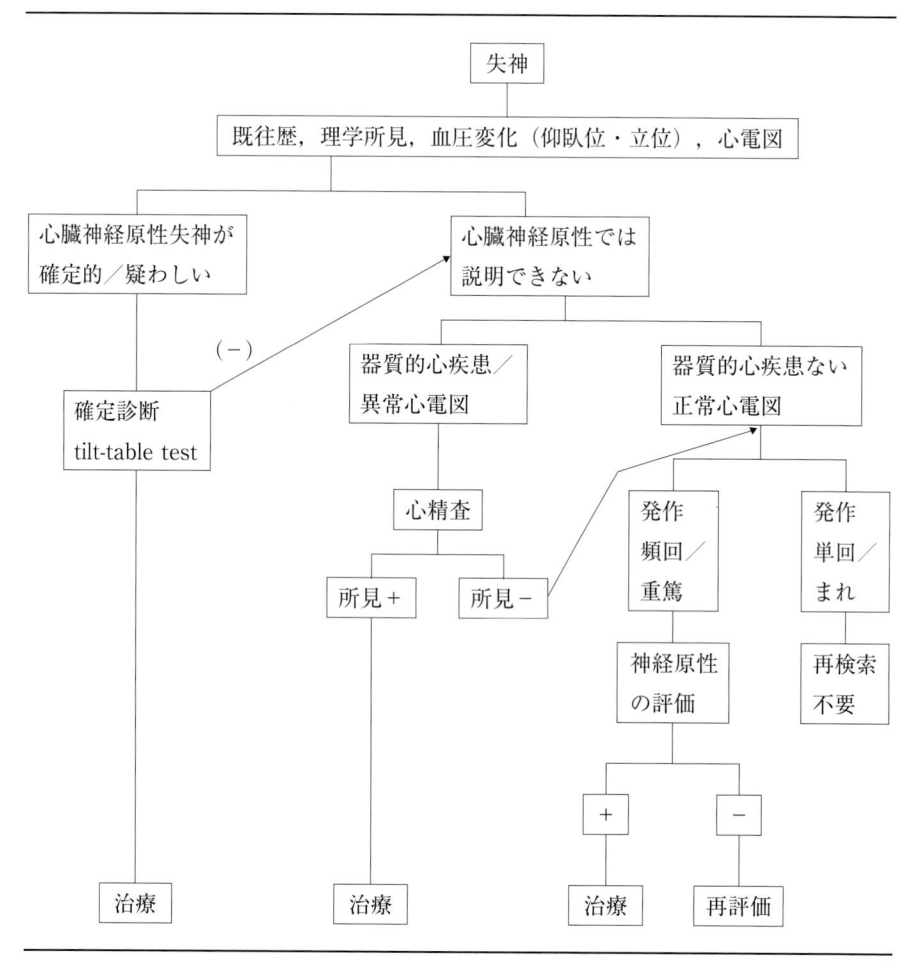

図3　失神患者の評価へのアプローチ

(Kapoor WN. Current evaluation and management of syncope. Circulation 2002 ; 106 : 1606-1609.より引用[5])

鑑別診断

器質的心疾患（冠動脈疾患・acute coronary syndrome，鬱血性心不全，弁疾患，先天性心疾患），不整脈（特にBurgada syndrome），肺血栓塞栓症，クモ膜下出血，癲癇，一過性脳虚血

治療の原則

確実な診断がついた後では，患者の教育が大切である。前兆があった時にはすばやくうずくまること，手足の屈曲・力を入れることにより筋肉を緊張させる，これらの動作により静脈還流量が増加し意識消失発作を免れることが多い。十分な水分と塩分を摂取することも重要である。

薬物で有効性が確立しているものはないが，β遮断薬は心臓の機械受容体（mechanoreceptor, C-fiber）の活性化を減少させ，症状を軽減させることが期待でき，本症例でも有効であった。合成ミネラルコルチコイド（Fludrocortisone），直接のα-1 receptorの刺激薬であるmidodrine hydrochoride（メトリジン2mg tablet, 4mg/day）の有効性の報告もある。セロトニンは交感神経系の活動に関与していることから，selective serotonin-reuptake inhibitorsの効果が検討されている。

知識の整理のための設問

(1) Tilt table testを説明してください。
(2) 失神では低血圧，低心拍出量になりますが，頻脈にならないのはなぜでしょうか。

【文　献】

1) Grubb BP. Neurocardiogenic syncope and related disorders of orthstatic intoleraance. Circulation 2005 ; 111 : 2997-3006.
2) Grubb BP. Neurocardiogenic syncope. N Engl J Med 2005 ; 352 : 1004-1010.
3) Chen-Scarabelli C, Scarabelli TM. Neurocardiogenic syncope. BMJ 2004 ; 329 : 336-341.
4) Theopistou A, Gatzoulis K, Economou E, et al. Biochemical changes involved in the mechanism of vasovagal syncope. Am J Cardiol 2001 ; 88 : 376-381.
5) Kapoor WN. Current evaluation and management of syncope. Circulation 2002 ; 106 : 1606-1609.

知識の整理のための設問の回答

(1) テーブル上に仰臥位でやすんでいる状態から，最下部に踏み台があり下肢に力を入れなくても良いテーブルで，受動的にテーブルを60-70度立てます．自分で立位をとるのとは異なり，被験者はテーブルにもたれかかる状態で，立位に近くなります．下肢の骨格筋が働いて静脈血をポンプ作用により送ることをさけるためです．体はベルトで支えられており，血圧，心電図のモニター下に行います．最初の仰臥位 10分の後，テーブルを受動的に60-70度に立てて20分間観察，症状がでない場合は，イソプロテレノール（isoproterenol）を 1, 2, 3μg/min でそれぞれ10分間投与します．この試験に陽性は，低血圧／徐脈が起こり失神あるいは失神前の状態になった場合です．具体的数値としては，40/min台の軽度徐脈で収縮期血圧が60％以上減少した場合，高度の徐脈（40/min以下）が10秒以上続いた場合，3秒以上の心停止が起こった場合です[4]．

(2) 血管内容量の減少に対しては，交感神経系が迅速に反応して全身の抵抗血管を収縮させ，また内蔵の容量血管も収縮して静脈環流を保つ反射が起きます．これに反して，動脈圧上昇時には頸動脈洞と大動脈弓の圧センサーが働いて心血管抑制中枢（延髄）に信号を送り，交感神経系の活動を抑制し，抵抗血管の収縮を抑制します．Neurocardiogenic syncopeにあっては，静脈環流の減少に対して十分な代償機転が働かずに血圧が低下するため，交感神経系が活性化されて心臓の収縮が亢進し，容量が減少しているにもかかわらず心臓のmechanoreceptors，副交感神経性求心性繊維が心臓の亢進した収縮により刺激を受けて，結果として交感神経を抑制し副交感神経の活動を亢進させます．そのために，低血圧，低心拍出量にもかかわらず頻脈がみられません．

（今井　孝祐）

CASE 18

33歳の男性
突然に胸が痛くなって歩けなくなった

通勤途中で急に胸が圧迫されるような感じが出現し，呼吸困難となり歩行できなくなった。救急車要請となり搬送されてきた。

1 救急隊，家族，本人に電話で何を確認？

❶ 救急隊到着時の vital signs ▶ 意識：清明，血圧 120/80mmHg，脈拍：90/min，呼吸数 24/min，Sp_{O_2} 90％（空気呼吸下）

❷ 主訴は何か？▶ 胸部圧迫感と呼吸困難

❸ いつ始まったか？▶ 通勤途中で突然に

❹ 持続時間，増悪／軽快？▶ 呼吸困難持続

❺ 随伴症状はあるか？▶ なし

❻ 救急隊への指示は何か？▶ 酸素マスク（O_2 6 l/min）を装着して速やかに搬送

2 救急部到着時の緊急対応は？

① 最初に vital signs をとり，緊急の生命維持，蘇生処置の必要性を判断

意識：清明，血圧：116/80mmHg，脈拍：84/min，体温：36.6℃，呼吸数：24/min，Sp_{O_2}：97％（酸素マスク：O_2 6 l/min）

② 現症，既往歴を聞きながら理学所見をとる

呼吸音は左肺で減弱，心音は正常，頭頸部，腹部，四肢には異常所見なし。既往歴は特にないが，身長 171.0cm，体重 58.4kg の痩せ型で，18歳より1日20本の喫煙歴がある。

③ 緊急検査をどのように進めるか

輸液ラインを確保，緊急検査血液検体を採取し，心電図検査，胸部単純X線写真をオーダーする。

緊急血液検査結果：WBC 6,700/μl, RBC 4,670,000/μl, Hb 14.9g/dl, Ht 44.7％, Plt 235,000/μl, total protein 7.3g/dl, albumin 4.5g/dl, BUN 16mg/dl, creatinine 0.5mg/dl, Na 139mEq/l, K 3.6mEq/l, Ca 9.4mg/dl, AST 16IU/l, ALT 14IU/l, total bilirubin 0.7mg/dl, glucose 99mg/dl, CK 189IU/l, CK-MB 0.5ng/ml 未満，

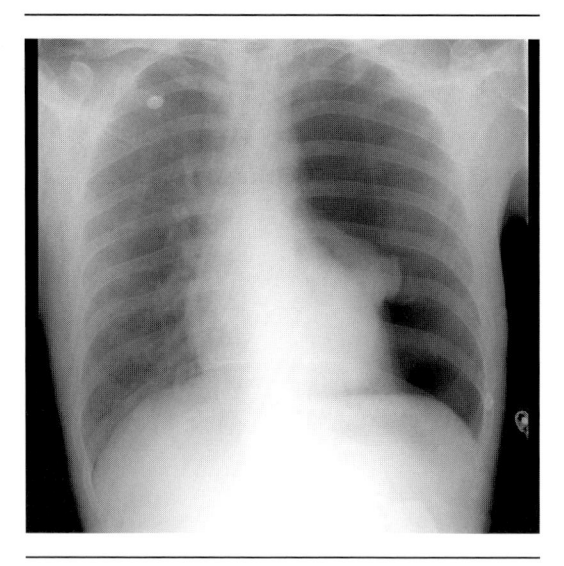

図1 救急外来受診時の胸部単純X線写真

Troponin-I 0.04ng/ml未満，amylase 143IU/l，CRP 0.1mg/dl未満

　標準誘導心電図：異常なし。

　胸部単純X線撮影：左肺の虚脱（**図1**）

3 最も考え得る診断は？

　❗ 一次性自然気胸

　やせ型の男性で喫煙歴があること，肺の基礎疾患がないこと，左肺の呼吸音減弱と胸部単純X線写真での左肺虚脱により，一次性自然気胸が考えられた。

4 さらにどのように検査を進めるか？

　この症例では，胸部単純X線写真で気胸が確認できたが，不明瞭な場合は，患側を上にした側臥位で胸部単純X線写真をとる[1]か，あるいは胸部CT検査を施行する[1,2]。肺に癒着がある患者では，胸部単純X線写真のみでは，気胸と診断できない場合があるので胸部CT検査が必要である。また，巨大ブラのある患者では，胸部単純X線写真で，巨大ブラを気胸と間違えることがある。診断を確定するためには，胸部CT検査が必要である。

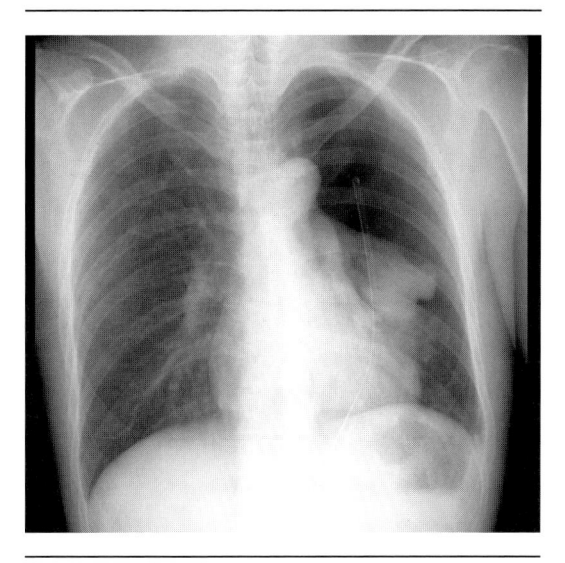

図2　トロッカーカテーテル挿入直後の胸部単純X線写真

5 治療に対する反応は？

　左前胸部の第2肋間鎖骨中線より14Fトロッカーカテーテルを挿入し，ハイムリッヒバルブを装着する。胸部単純X線写真にて，肺の再膨張を確認したところ，虚脱率49％となる（図2）。血圧108/70mmHg，脈拍70/min，Sp_{O_2} 99％に改善し，呼吸苦も軽減する。

6 帰宅，入院，専門診療科への consultation ？

　呼吸器内科へconsultationを求め，呼吸器病棟に入院する。胸腔ドレーンを−5cmH₂Oにて低圧持続吸引を開始し，2時間後には，虚脱率42％となる。抗生物質CFDN（cefdinir）（セフゾン®）100mg 1日3回，6日間，疼痛に対しloxoprofen（ロキソニン®）60mgを経口投与する。第2病日，胸部単純X線写真にて虚脱の改善認められず，吸引圧を−10cmH₂Oに設定変更する（図3）。夕方のX線写真で虚脱率5％まで改善認めたため，−5cmH₂Oに変更するも，第3病日のX線写真では虚脱率14％となったため，再度−10cmH₂Oまで設定を戻した。第8病日，朝の胸部単純X線写真にて虚脱ないため胸腔ドレーンチューブのクランプを開始し，15時の胸部単純X線写真にて虚脱が認められないことを確認後，胸腔ドレーンを抜去した。抜去後は順調に経過し，第15病日に退院した。

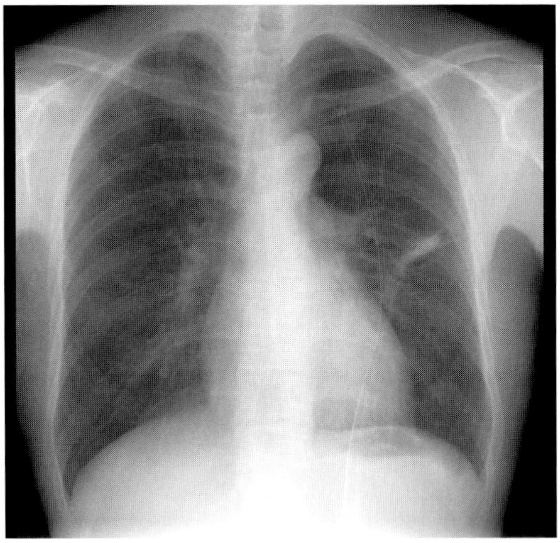

図3 胸腔ドレーンを−10cmH$_2$Oの陰圧で吸引後の胸部単純X線写真

7 病態生理

　自然気胸には，肺疾患のない一次性自然気胸と肺疾患のある二次性自然気胸がある。一次性自然気胸は，背が高く痩せ型の男性（10-30歳）に発症することが多く，40歳以上はまれである。喫煙が一次性自然気胸発症のリスクを増す[2]。一次性自然気胸はブレブやブラ（emphysema-like changes）の破裂により起こるといわれているが，実際には必ずしもブレブやブラから空気が漏れるわけではない[3]。ブラ形成のメカニズムはよくわかっていないが，喫煙に関連した好中球やマクロファージにより誘発された肺の弾性線維の退化によるものと考えられている。この弾性線維の退化は，proteaseとantiproteaseあるいはoxidantとantioxidantのバランスが崩れることによって起きる[2]。ブラが形成された後，炎症により誘発された細気道の閉塞により肺胞圧が上昇して肺の間質へ空気が漏れるようになる。空気は肺門に移動し縦隔気腫となり縦隔の圧が上昇すると，縦隔壁側胸膜が破れて気胸が起こる[2]。あるいは，ブレブやブラのあるなしにかかわらず臓側胸膜のどこかが破れて気胸が起こる[3]。大きな自然気胸が起こると肺活量が減り，換気―血流比の低下やシャント（気胸の大きさに依存する）によりalveolar-arterial oxygen gradient（AaDO$_2$）が増加して低酸素血症となる[2]。

　二次性自然気胸の原因は，表1に示した。二次性自然気胸の場合は，肺胞圧が肺の間質圧を上回るような状態の時，破裂した肺胞からの空気が間質に入り込み，気管支と血管の間をぬって肺門へ移動し縦隔気腫となる。肺門で縦隔壁側胸膜の破裂が起きると空

表1　二次性自然気胸の原因

気道疾患
　閉塞性肺疾患
　嚢胞性線維症
　喘息重責状態
感染性肺疾患
　Pneumocystis carini 肺炎
　壊死性肺炎（嫌気性菌，グラム陰性菌　あるいはブドウ球菌による）
間質性肺疾患
　Sarcoidosis
　特発性肺線維症
　Langerhans細胞肉芽腫症
　肺リンパ脈管筋腫症
　結節性硬化症
結合組織疾患
　関節リウマチ
　強直性脊椎炎
　多発性筋炎と皮膚筋炎
　強皮症
　Marfan症候群
　Ehlers-Danlos症候群
癌
　平滑筋肉腫
　肺癌
胸部の子宮内膜症（月経随伴性）

(Sahn SA, Heffner JE. Spontaneous pneumothorax. N Engl J Med 2000；342：868-874.より引用[2])

気は胸膜腔に入り，気胸となる[2]。あるいは肺の壊死のため破裂した肺胞からの空気が直接胸膜腔に入り気胸を起こす[2]。

診断のポイント

一次性自然気胸は休息時に起こることが多く，突然の胸痛と呼吸困難で発症する。初めは鋭い痛み，しばらくすると一定の痛みとなる。頻脈は最もよくみられる症状である。虚脱率15％未満の気胸では，理学所見は正常である。大きな気胸では，気胸側の胸壁の上がりが悪く，呼吸音が減弱する。胸部単純X線写真や胸部CT検査で肺の虚脱を確

認することで診断が確定する。135/min を超える頻脈，低血圧，チアノーゼがあれば，緊張性気胸を疑う[2]。

鑑別診断

狭心症，急性冠症候群，肺塞栓，胸部大動脈解離などとの鑑別が必要である。

治療の原則

虚脱率15％未満の気胸：高流量の酸素マスク（O_2 10 l/min）[1]

虚脱率15％以上の気胸：細いカテーテル（14F以下）あるいは胸腔ドレナージチューブ（16F-22F）を挿入し，Heimlich valve か水封装置（water-seal device）に接続する。肺が再膨張しない場合は陰圧で吸引する[1,2,4]。虚脱肺を，急速に再膨張した後，再膨張性肺水腫（reexpansion pulmonary edema）が起こることが時にあるので，注意が必要である[1,5]。胸腔ドレーンからの空気のリークがなくなり，肺が十分に拡張していれば，陰圧での吸引をやめる。胸腔ドレナージチューブを5-12時間クランプした後に胸部X線写真で気胸が再発しないことを確認してからチューブを抜去する[4]。空気のリークが長期（7日間以上）に続く場合は，胸腔鏡手術の適応となる[2,4]。

知識の整理のための設問

（1）なぜ－5～－10cmH_2Oで胸腔ドレーンの吸引を開始するのでしょうか。
（2）緊張性気胸（tension pneumothorax）について説明してください。
（3）再膨張性肺水腫（reexpansion pulmonary edema）について説明してください。
（4）一次性自然気胸患者管理に関する質問です。
　　1．禁煙すべきですか。
　　2．運動を制限すべきですか。
　　3．飛行機に乗れますか。
　　4．スキューバダイビングをしても良いですか。

【文　献】

1) Henry M, Arnold T, Harvey J. BTS guidelines for the management of spontaneous pneumothorax. Thorax 2003 ; 58（Suppl II）: ii39-ii52.
2) Sahn SA, Heffner JE. Spontaneous pneumothorax. N Engl J Med 2000 ; 342 : 868-874.

3) Baumann MH, Noppen M. Pneumothorax. Respirology 2004 ; 9 : 157-164.
4) Baumann MH, Strange C, Heffner JE, et al. Management of spontaneous pneumothorax, An American College of Chest Physicians Delphi Consensus Statement. Chest 2001 ; 119 : 590-602.
5) Trachiotis GD, Vricella LA, Aaron BL, et al. Reexpansion pulmonary edema. Ann Thorac Surg 1997 ; 63 : 1206-1207.

知識の整理のための設問の回答

(1) 吸息時には，胸郭が拡大することによって胸膜腔に陰圧が生じ，肺胞が拡大して肺内圧が1気圧以下になります。その結果1気圧の外気は肺内圧との圧較差によって肺内に吸入されます。呼息時には胸郭の縮小に伴い肺が縮小することによって，空気が肺より呼出されます。ところが，気胸で胸膜腔内に空気が入り，胸腔内圧が1気圧になると肺は弾力により縮小し，肺胞に空気が吸入されなくなります。そこで，肺胞を再膨張させるため，胸腔内にドレナージチューブを挿入して漏れ出てくる空気を胸腔外に排気すると同時に，胸腔を陰圧環境に回復させる必要があります。

(2) 気胸のタイプに関係なく起こるもので，緊急に胸腔ドレナージチューブの挿入を必要とします。肺または胸壁の損傷のため，空気が呼気時に排出することなく，吸気時のみ胸膜腔に流入することが持続する状態で，胸膜腔内圧が大気圧を超えたときに起こります。胸腔内圧の上昇により上大静脈，下大静脈が圧迫され右心房への静脈還流が減少します。そのため心拍出量が低下し，血圧が低下し，ショック状態に陥ります。重症の呼吸困難，片側の肺の過膨張，縦隔偏位，チアノーゼ，血行動態不安定（心拍出量減少，血圧低下）などの症状を呈します[3]。

(3) 再膨張性肺水腫は，虚脱時間が長い大きな自然気胸において，胸腔ドレナージチューブ挿入直後に陰圧吸引をして虚脱肺を急速に再膨張した後に起こりやすく，30歳未満の若者に多いようです[1]。再膨張性肺水腫の病態生理はよくわかっていませんが，肺の再膨張の際に，肺胞-毛細血管膜の破綻や虚血-再灌流障害が起こり，血管内皮細胞の透過性亢進が生じることによって起こると考えられています[1,5]。治療は呼気終末陽圧（positive end-expiratory pressure：PEEP）をかけた人工呼吸によって酸素化を改善します[5]。

(4) 1. Yes. 喫煙は，一次性自然気胸発症のリスクを高めます[3]。
2. No. 運動は一次性自然気胸の危険因子ではありません[3]。
3. 手術による治療あるいは胸部単純X線写真で気胸なしの診断後6週間たてば，安全でしょう[1]。胸腔ドレナージチューブが水封装置（water seal device）あ

るいは Heimlich valve に接続されていれば,搭乗可能です[3]。
4. No. 潜水してから海面に戻る際にブレブ,ブラ,気胸の空気は膨張するため危険です[1,3]。ダイビングの禁忌は,一次性自然気胸の既往,肺気腫,ブレブ,ブラです[3]。

(三高　千惠子)

Column

心肺停止と脳保護，低体温

　心肺停止後の中枢神経機能は，心肺停止後数分以内，望むべくは 4-5 分以内に自己心拍が再開しない限り多くを望めず，AED がある程度に普及してもどこまで改善するかは社会全体のシステムの問題である。救急蘇生にかかわる者は神経学的予後改善の方策を検討してきたが，チオペンタール（thiopental），コルチコステロイド（corticosteroid），ニモジピン（nimodipine）などいずれも好結果を得られなかった。冷たい水中に落ちた人が心肺停止の状態で救助された場合には中枢神経系の機能がよく保たれていること，胸部大動脈瘤の手術の際に超低体温にして循環停止にしても一定の時間脳機能はよく維持されることは，低体温が循環障害，心停止の際に脳保護効果があることをよく示している。心肺停止の際にも循環再開後意識障害がある場合，低体温にして脳保護を図れないかとの発想は古くからあったが，系統だった臨床的，科学的に立証できるデータはなかった。ところが，最近同時に 2 つの多施設 randomized controlled trial，ひとつはヨーロッパの The Hypothermia after Cardiac Arrest Study Group[1] から，もうひとつはオーストラリア，メルボルンの 4 つの救急部[2] から，注目すべき報告がなされた。両者とも病院外の心肺停止が対象であり，最初のリズムは心室細動もしくは無脈性の心室頻拍である。心拍再開が得られた患者を無作為に 2 群に分け，前者[1] では膀胱温 32℃を目標として冷却，心拍再開が得られてから体温が 32-34℃に達するのに中央値で 8 時間かかり，24 時間この体温を維持し，8 時間の加温により 36℃に戻している。後者[2] では現場で無作為に振り分けて，低体温群では現場で冷却を開始して病院に到着しだい ice pack で膀胱温度で 33℃に達するまで強制冷却し，この体温を病院に到着後 12 時間まで維持し，18 時間後より積極的に体外加温を開始した。その結果良好な神経学的予後が得られたのが，低体温群対正常体温群（good recovery patients/group patients：%）で前者[1] は，75/136：55% vs. 54/137：39%であり，後者[2] では 21/43：49% vs. 9/34：26%であった。両報告ともよく randomized され，両群間に患者層に差がなく，このレベルの軽度低体温で特に前者[1] では心拍再開が得られてから 8 時間後に所定の低体温に達しているにもかかわらず有意な改善をみている。低体温の有効性の機序は，脳酸素消費量の減少，脳内のグルタメイトのレベルを下げる，活性酸素種の産生減少，脳圧の低下などが想定されるが明確な証明はない。現時点で明確なことは，蘇生成功後できるだけ早く軽度低体温にし，少なくとも 12 時間は維持することである[3]。

　心肺停止に起因する中枢神経障害に対して低体温が有効であることは，外傷による中枢神経障害に対しても有効性を期待させるものである。米国で The National Acute Brain Injury Study が組織され，鈍的頭部外傷で Glasgow Coma Scale 3-8 の患者に対して膀胱温 33℃の低体温療法が prospective, multicenter, randomized trial で検討された[4]。低体温群が 193，正常体温群が 199 名であ

り，低体温を始めるまでに4.3±1.1時間かかっており，目標体温に達するまでに8.4±3.0時間かかり，32.5-34.0℃を48時間維持した。その結果は，両群間に生存率，意識レベルの回復に有意差がなく，特に入院時の体温が35℃以下にあっては予後が悪かった。しかし，この期待に反した結果からNarayan[5]は，①老齢の外傷患者は低体温で利益が得られなかったばかりでなく，正常体温に保った患者より予後が悪い，②救急部に到着時の体温が低くい患者は（実際28％の患者の体温は低かった）正常に維持するために加温しない方がよい，③救急部に到着時に低体温の患者はより外傷が重篤である，④冷却を始める時間が重要であり，通常90分以内に冷却を始めると有効性が期待できる（動物実験結果），の4つの示唆を導きだしている。

よりコントロールされた医原的脳への侵襲としてToddら[6]は，破裂クモ膜下出血の脳動脈瘤手術に33℃の低体温を用いた多施設共同研究の結果を報告している。麻酔導入後速やかに低体温を導入し，最初のクリップがかかるまでに33℃に達するようにして低体温を維持し，最後のクリップがかかってから復温をはじめている。術後90日で神経学的に良好な結果を得た患者は，低体温対正常温で329/499：66％ vs. 314/501：63％と有意差がなく，低体温は手術侵襲に対する予後をこの患者群で改善しなかった。

低体温療法は脳保護として多くの期待を抱かせる基礎的成績があるにもかかわらず，臨床成績は現在までのところ心肺停止後の脳保護のみに有効性が証明されているのみであり，今後の基礎的臨床的なさらなる検討が必要である。

【文 献】

1) The Hypothermia after Cardiac Arrest Study Group. Mild therapeutic hypothermia to improve the neurologic outcome after cardiac arrest. N Engl J Med 2002 ; 346 : 545-556.
2) Bernard SA, Gray TW, Buist MD, et al. Treatment of comatose survivors of out-of-hospital cardiac arrest with induced hypothermia. N Engl J Med 2002 ; 346 : 557-563.
3) Safar PJ, Kochanek PM. Therapeutic hypothermia after cardiac arrest. N Engl J Med 2002 ; 346 : 612-613.
4) Clifton GL, Miller ER, Chol SC, et al. Lack of effect of induction of hypothermia after acute brain injury. N Engl J Med 2001 ; 344 : 556-563.
5) Narayan RK. Hypothermia for traumatic brain injury— A good idea proved ineffective. N Engl J Med 2001 ; 344 : 602-603.
6) Todd MM, Hindman BJ, Clarke WR, et al. Mild intraoperative hypothermia during surgery for intracranial aneurysm. N Engl J Med 2005 ; 352 : 135-142.

（今井　孝祐）

CASE 19

32歳の男性
息が苦しくてよくならない

呼吸困難感が持続するため近医を受診，CCUネットワーク経由にて救急搬送される。

1 救急隊，家族，本人に電話で何を確認？

❶ 救急隊到着時の vital signs ▶意識：清明，血圧：162/108mmHg，脈拍：120/min，regular，体温：36.9℃，呼吸数：36/min，Sp$_{O2}$：93％（酸素マスク O$_2$ 6 l/min）

❷ 主訴は何か？ ▶呼吸困難感

❸ いつ始まったか？ ▶15時ごろより

❹ 持続時間，増悪／軽快？ ▶約7時間持続

❺ 随伴症状はあるか？ ▶頻呼吸

❻ 救急隊への指示は何か？ ▶酸素マスクを装着して早急に搬送

2 救急部到着時の緊急対応は？

① 最初に vital signs をとり，緊急の生命維持，蘇生処置の必要性を判断

意識：清明，血圧：120/55mmHg，脈拍：130/min，体温：36.9℃，呼吸数：30/min，Sp$_{O2}$ 96％（酸素マスク O$_2$ 10 l/min）

救急部に22時25分到着。呼吸数は多いものの，循環は保たれており緊急の生命維持処置は必要ないが，呼吸困難感の原因を確定することが緊急に必要。

② 現症，既往歴を聞きながら理学所見をとる

昨日，胃部不快感あり。本日15時ごろより呼吸困難感が出現したため，22時近医を受診したところ心不全の疑いありとの診断でCCUネットワーク経由により救急搬送された。すでに輸液ラインは確保されている。既往歴は特になし。7月中旬より全身倦怠感が出現しアルバイトを辞めたが，特に受診せず自宅にて経過観察していた。2週間前より口渇感あり，1ヶ月前134kgだった体重が113kgに減少した。舌，口唇は乾燥，呼吸困難感が顕著である。聴診上心音，呼吸音は正常であり四肢の浮腫も認めなかった。

③ 緊急検査をどのように進めるか

緊急血液検査を行うとともに，心電図，心臓超音波検査を行い，胸部単純X線写真を

オーダーする。

　緊急血液検査結果：WBC 21,000/μl，RBC 6,240,000/μl，Hb 18.3g/dl，Ht 53.8％，Plt 233,000/μl，total protein 8.4g/dl，albumin 4.5g/dl，BUN 22.3mg/dl，creatinine 0.95mg/dl，Na 125mEq/l，K 5.7mEq/l，Cl 88mEq/l，Ca 9.2mg/dl，AST 76IU/l，ALT 136IU/l，total bilirubin 0.7mg/dl，glucose 545mg/dl，CK 677IU/l，CK-MB10ng/ml，Troponin-I＜0.04ng/ml，amylase 66IU/l，CRP 0.1mg/dl，pHa 7.095，Pa_{CO_2} 7.2mmHg，Pa_{O_2} 185.0mmHg，HCO_3^- 2.1mEq/l，base excess －29.9mEq/l（酸素マスクO_2 10 l/min）

　標準誘導心電図：洞性頻脈
　心臓超音波検査：左室収縮能は保たれ，右心負荷の所見もなし。
　胸部単純X線撮影：心拡大，肺うっ血を認めず。
　これらの所見より，心不全は否定的であり，急性心筋梗塞や肺塞栓も考えにくい。
　尿検査：尿糖（4＋），尿中ケトン体（4＋）

3　最も考え得る診断は？

糖尿病性ケトアシドーシス

　高血糖，尿中ケトン体陽性，著しい代謝性アシドーシスより糖尿病性ケトアシドーシスが考えられる。血液ガス分析でPa_{CO_2}が7.2mmHgと低下しているのは，代謝性アシドーシスに対する呼吸性代償によるものである。著しい代謝性アシドーシスが呼吸困難感を引き起こしていたと考えられる。アニオンギャップ＝$Na^+－(Cl^-＋HCO_3^-)$は，125－(88＋2.1)＝34.9mEq/l（正常12±2mEq/l）とアニオンギャップ増加のアシドーシスである。

4　さらにどのように検査を進めるか？

　糖尿病性ケトアシドーシスの誘因として最も多いのが，感染である[1,2]。尿，血液，咽頭などの細菌培養検査を行い，感染が疑われるようならば抗生物質の投与を開始する[1]。HbA_{1C}検査は，まだ診断されていない糖尿病の伸展具合あるいは糖尿病のコントロールの程度を把握するのに必要である[1]。また，1型糖尿病が疑われるときは膵島自己抗体である抗GAD（グルタミン酸脱炭酸酵素）抗体を検査する。尿中Cペプチド測定は膵β細胞のインシュリン分泌能を推定できる。

5 治療に対する反応は？

　生理食塩水（0.9％NaCl）を500ml/hrで急速投与し，インスリン（ノボリンR®）10U皮下注，5U/hr持続静注を開始した．その後，口渇感は持続したものの，呼吸困難感はやや改善してきた．

6 帰宅，入院，専門診療科への consultation ？

　内分泌内科に consultation し，集中治療部に入院となった．生理食塩水（0.9％NaCl）の急速輸液を行いつつ，インスリンの持続静注を継続した．最初545mg/dlあった血糖値は，1時間後433mg/dl，2時間後349mg/dl，3時間後316mg/dl，4時間後272mg/dlとなった．動脈血ガス，血清電解質濃度の経過は表1に示した（28hrまでは酸素マスクを使用）．血清カリウム濃度低下に対しては，KClを輸液に加えて補正した．HbA_1cは14.0％（基準値4.3-5.8％）と上昇，抗GAD抗体は0.3未満U/ml（基準値1.5未満U/ml），尿中Cペプチドは15.0μg/day（基準値24-118μg/day）と低下しており，今回初めて2型糖尿病と診断された．第4病日，昼より食事開始（400kcal程度），インスリン2U/hr持続静注に加えインスリンの皮下投与を開始し，集中治療部を退室した．第5病日には尿中ケトン体は消失，その後インスリン自己注射にて血糖コントロール良好となり第19病日に退院した．

表1　救急部来室後の動脈血ガス検査および血清電解質濃度データ

救急部来室後の時間	0hr	2hr	8hr	11hr	18hr	28hr	52hr
pH	7.095	7.295	7.270	7.359	7.407	7.409	7.438
Pa_{CO2} (mmHg)	7.2	8.7	6.9	14.1	15.2	17.2	25.4
Pa_{O2} (mmHg)	185	127	119	95.1	180	121	96.4
HCO_3^- (mEq/l)	2.1	4.2	3.1	7.7	9.4	10.7	16.9
Base excess (mEq/l)	−29.9	−17.3	−23.8	−15.5	−12.7	−11.5	−5.2
Na (mEq/l)	125	130	129	132		127	132
K (mEq/l)	5.7	4.3	4.0	3.9		3.4	3.2
Cl (mEq/l)	88	96	93	94		94	97
Ca (mg/dl)	9.2	8.8	8.5	8.8		8.6	9.1
P (mg/dl)				1.0		1.4	1.6

7 病態生理

　糖尿病性ケトアシドーシスは，インスリン不足と，インスリン拮抗ホルモン（グルカゴン，カテコラミン，成長ホルモン，コルチゾールなど）の過剰が相まって脂肪分解が亢進し，大量の遊離脂肪酸が肝に流入することにより引き起こされる[2]。遊離脂肪酸から生じたアシルCoAのミトコンドリアへの取り込みが促進され，β酸化を受けアセチルCoAに分解される。しかし，大量のアセチルCoAがミトコンドリアに流入すると，TCAサイクルで処理しきれないアセチルCoAがアセト酢酸に合成され血中に放出される。アセト酢酸はβヒドロキシ酪酸デヒドロゲナーゼによりβヒドロキシ酪酸を生じる。また，アセト酢酸の脱炭酸によりアセトンが産生される[2]。これらのケトン体（βヒドロキシ酪酸，アセト酢酸，アセトン）は強酸でアシドーシスの原因となり，尿中に排泄される。過剰産生されたケトン体は陰イオン（アニオンanion）の形で循環するため，アニオンギャップが増加する[2]。代謝性アシドーシスは末梢の化学受容体や脳幹の呼吸中枢を刺激し，過換気を誘発するため，Pa_{CO_2}が低下する。これが呼吸性代償である。一方，インスリン不足，インスリン拮抗ホルモン過剰の状態では，肝でのグリコーゲン分解の増加，糖新生の亢進が起こると同時に末梢組織への糖の取り込みが減少して高血糖となる。高血糖による浸透圧利尿により大量の水分および電解質が尿中へ排泄される（表2）[1]。最初は糖濃度の上昇は細胞外のスペースに限局するので，水分は細胞内から細胞外に移動し，血漿中のナトリウム濃度は希釈されて低くなる。その後さらに血糖値が上昇すると浸透圧利尿により水とNaClの喪失が起こる。糖尿病性ケトアシドーシスでは，体全体としてはカリウム欠乏であるが，最初は血漿中のカリウム濃度は正常か上昇していることが多い。この理由は高血糖では水分とともにカリウムも細胞内から細胞外へ移動し，アシドーシス，細胞内の蛋白分解，インスリン不足があるとカリウムの細胞外への移動はさらに促進されるからである。カリウム欠乏は浸透圧利尿による尿中への過剰なカリウム排泄によりおこる。また，リン，マグネシウム，カルシウムも浸透圧利尿により尿中に過剰に排泄される（表2）[1,2]。

　一方，高血糖性高浸透圧状態は，相対的なインスリン不足と不適切な水分摂取が原因となって起こり，血糖値は＞600mg/dl，血清浸透圧は＞320mOsm/kgとなる（表3）。インスリン不足により，肝における糖産生（グリコーゲン分解や糖新生）が増加し，骨格筋における糖利用が減少する。そのため高血糖となり浸透圧利尿が起こり高度の脱水となる。高血糖性高浸透圧状態でなぜケトアシドーシスにならないかはよくわかっていない。仮説として，遊離脂肪酸濃度が低い，門脈のインスリン濃度が高い，あるいはその両方があげられている[2]。

表2 糖尿病性ケトアシドーシスと高血糖性高浸透圧状態における典型的な水分と電解質欠乏量

	糖尿病性ケトアシドーシス	高血糖性高浸透圧状態
総水分量（l）	6	9
水分（ml/kg）	100	100–200
Na^+（mEq/kg）	7–10	5–13
Cl^-（mEq/kg）	3–5	5–15
K^+（mEq/kg）	3–5	4–6
PO_4（mmol/kg）	5–7	3–7
Mg^{++}（mEq/kg）	1–2	1–2
Ca^{++}（mEq/kg）	1–2	1–2

（American Diabetes Association. Hyperglycemic crises in diabetes（position statement），Diabetes Care 2004；27（Sppl 1）S94–S102. より引用[1]）

診断のポイント

糖尿病性ケトアシドーシスの診断基準として，血糖値＞250mg/dl，pH＜7.3，HCO_3^-＜15mEq/l，中程度の尿中あるいは血中ケトン体があげられる（**表3**）[1]。血糖値が高い場合は，尿糖や尿中ケトン体を検査すると同時に動脈血ガス分析を行い，代謝性アシドーシスがあるか否かを調べる。糖尿病性ケトアシドーシスを疑った場合，血液ガス分析は必ずしも動脈血でなくてもよい。というのは動脈血と静脈血のpHの差は0.03とわずかだからである[3]。

表3 糖尿病性ケトアシドーシスと高血糖性高浸透圧状態の診断基準

	糖尿病性ケトアシドーシス			高血糖性高浸透圧状態
	軽症	中等症	重症	
血糖値（mg/dl）	＞250	＞250	＞250	＞600
動脈血pH	7.25–7.3	7.00–7.24	＜7.00	＞7.30
HCO_3^-（mEq/l）	15–18	10–＜15	＜10	＞15
尿中ケトン*	陽性	陽性	陽性	微量
血中ケトン*	陽性	陽性	陽性	微量
Effective serum osmolality (mOsm/kg)	不定	不定	不定	＞320
アニオンギャップ（mEq/l）	＞10	＞12	＞12	不定
意識レベル	清明	清明/半眠	朦朧/昏睡	朦朧/昏睡

*Nitroprusside 反応法（Nitroprussideの発色でケトン体を測定する試験紙法）
Effective serum osmolality = 2Na（mEq/l）＋血糖値（mg/dl）/18
アニオンギャップ= Na^+ －（Cl^- ＋ HCO_3^-）（mEq/l）
（American Diabetes Association. Hyperglycemic crises in diabetes（position statement），Diabetes Care 2004；27（Suppl 1）S94–S102. より引用[1]）

鑑別診断

高血糖性高浸透圧状態との鑑別は表3に示した。ケトアシドーシスを起こすものに飢餓性ケトーシス，アルコール性ケトアシドーシスがある。アルコール性ケトアシドーシスは血糖値が250mg/dlを超えるのはまれであり，飢餓性ケトーシスではHCO_3^-が18mEq/lより低くなることはない。アニオンギャップが増加する代謝性アシドーシスとして乳酸アシドーシス，サリチル酸中毒，メタノール中毒がある[1]。

治療の原則

1）輸液療法[1,2]

　輸液療法の目的は細胞外液を増加し，循環不全を治療することである。最初の1時間は生理食塩水（0.9％NaCl）を15-20ml/kg/hrの速度で開始（1-1.5 l位）する。その後は，血清ナトリウム濃度に応じて4-14ml/kg/hrの速度で0.9％NaClあるいは0.45％NaClを輸液する。血糖値が250mg/dlに下がってきたら，5％ブドウ糖を追加する。

2）インシュリン療法

　レギュラーインシュリン0.15U/kg，iv，その後持続投与（0.1U/kg/hr），最初の1時間に50mg/dl下がらなければ，インシュリンの投与量を2倍にし，1時間に50-70mg/dl低下するようにする。最初の数時間は1時間ごとに血糖値を検査する。血糖値が250mg/dlになったらインシュリン投与量を下げる[1]。インシュリンの持続静注はケトアシドーシスが改善するまで行い，インシュリンの皮下注は持続静注を中止する前に開始する[3]。

3）カリウムの補正[1]

　インシュリン療法，アシドーシスの補正，輸液療法により血清カリウム濃度が低下する。血清カリウム濃度が3.3mEq/l未満ならば，3.3 mEq/l以上になるまでカリウムを40mEq/hr（2/3KCl，1/3KPO$_4$）の速度で投与する。血清カリウム濃度が3.3mEq/l以上5.0mEq/l未満ならば輸液1lにつき20-30mEqのカリウム（2/3KCl，1/3KPO$_4$）を追加し，血清カリウム濃度を4-5mEq/lに保つ。最初の血清カリウム濃度が5.0mEq/l以上ならばカリウムは投与せず，2時間ごとにカリウム濃度をチェックする。

4）炭酸水素ナトリウム[1]

　pH≦7.0の場合，炭酸水素ナトリウムを50mmol/hr（メイロン®約60ml/hr）投与する。pH＞7.0の場合は，炭酸水素ナトリウムは不要である。

知識の整理のための設問

(1) アニオンギャップの計算式を示し，糖尿病性ケトアシドーシスでアニオンギャップが増加する理由を説明してください．

(2) 糖尿病性ケトアシドーシスの誘因をあげてください．

(3) 糖尿病性ケトアシドーシスの主な臨床症状と診断基準をあげてください．

(4) 治療に関連する合併症をあげてください．

【文 献】

1) American Diabetes Association. Hyperglycemic crises in diabetes (position statement), Diabetes Care 2004 ; 27 (Suppl 1) S94–S102.
2) Chiasson JL, Aris-Jilwan N, Bélanger R, et al. Diagnosis and treatment of diabetic ketoacidosis and the hyperglycemic hyperosmolar state. CMAJ 2003 ; 168 : 859–866.
3) Hardern RD, Quinn ND. Emergency management of diabetic ketoacidosis in adults. Emerg Med J 2003 ; 20 : 210–213.
4) English P, Williams G. Hyperglycaemic crises and lactic acidosis in diabetes mellitus. Postgrad Med J 2004 ; 80 : 253–261.
5) Brown TB. Cerebral oedema in chilidhood diabetic ketoacidosis: Is treatment a factor? Emerg Med J 2004 ; 21 : 141–144.

知識の整理のための設問の回答

(1) アニオンギャップは，陽イオンのNaと電気的平衡を保つ陰イオンのうちCl^-，HCO_3^-以外の陰イオンの総量をさし（日常的に測定できない），$Na^+ - (Cl^- + HCO_3^-)$で計算します．アニオンギャップを構成する陰イオンは，リン酸塩，硫酸塩，有機酸などで，正常は12 ± 2 mEq/lです．糖尿病性ケトアシドーシスでは，過剰産生されたケトン体が陰イオン（アニオン anion）の形で循環するため，アニオンギャップが増加します[2]．

(2) 糖尿病性ケトアシドーシスの誘因として最も多いのが感染です[1,2]．糖尿病として診断されていないケースの20–25％で，感染が最初の兆候となります[2]．インシュリン投与中断や不適切な投与，膵炎，心筋梗塞，外傷，薬物（corticosteroid, thiazides, dobutamine），摂食障害なども誘因となります[1,2]．

(3) 主な臨床症状として，多尿，多飲，多食，体重減少，吐き気や嘔吐を伴った腹痛，

皮膚の乾燥，深く速い呼吸（Kussmaul呼吸），呼気臭（アセトン臭），頻脈，低血圧などがあげられます[1,2]。意識状態は意識清明から昏睡までさまざまです。糖尿病性ケトアシドーシスの診断基準は，血糖値＞250mg/dl，pH＜7.3，HCO_3^-＜15mEq/l，中程度の尿中あるいは血中ケトン体陽性です[1]。

(4) 治療に関連する合併症として低血糖，低K血症，脳浮腫，低酸素血症などがあげられます[1,2,4]。

　低血糖：インシュリン療法の投与量が多すぎると起こります。

　低K血症：インシュリン療法や炭酸水素ナトリウムによるアシドーシスの改善により起こります。

　脳浮腫：小児の糖尿病性ケトアシドーシスの約1％に起こり死亡率は20-90％といわれています。治療開始後2-24hrで起こります。脳浮腫のメカニズムはまだよくわかっていませんが，最近の仮説は以下のようなものです。細胞外液の浸透圧が上がり脱水となると脳細胞内には細胞の容量を維持する浸透圧に関係する分子（糖やidiogenic osmoles）が集まります。また細胞内アシドーシスになるとsodium/hydrogen membrane pumpによって水素イオンが細胞から排出される際にナトリウムは細胞内に集積します。ところが，治療により，脳細胞内に集積したidiogenic osmolesを排出する速度より早く細胞外液の浸透圧が低下すると，脳細胞内に水分が移動し脳浮腫が起こります[4]。過度の生理食塩水の急速輸液は避け，血糖値が250mg/dlに下がってきたら，5％ブドウ糖を追加して急速に血漿浸透圧が低下しないようにします[1,2]。しかし，治療を開始する前から脳浮腫が起こる症例もあり，現時点では治療と脳浮腫との明らかな関係を立証することは困難です[5]。

　低酸素血症：急速生理食塩水輸液により血管外肺水分量の増加や肺コンプライアンス低下が起こり，低酸素血症となります。

（三高　千惠子）

80歳の男性
身の置き所がないほど背中が痛い

> 朝7時30分ごろ，突然強い胸背部痛を感じた．しばらくようすをみていたが，疼痛が軽快しないため救急隊を要請した．

1 救急隊，家族，本人に電話で何を確認？

❶ 救急隊到着時の vital signs ▶ 意識：清明，血圧：170/100mmHg，脈拍：100/min，呼吸数：20/min

❷ 主訴は何か？▶ 胸背部痛

❸ いつ始まったか ▶ 朝より突然

❹ 持続時間，増悪/軽快？▶ 朝より突然始まり疼痛持続

❺ 随伴症状はあるか？▶ 発汗著明

❻ 救急隊への指示は何か？▶ 速やかに搬送

2 救急部到着時の緊急対応は？

① 最初に vital signs をとり，緊急の生命維持，蘇生処置の必要性を判断

意識：清明，血圧：BP 174/111mmHg，脈拍94/min，体温：35.0℃，呼吸数：20/min，Sp_{O_2}：93％

胸背部痛持続し発汗著明で四肢冷感あり．ただちに酸素マスク（O_2 6 l/min）を装着し，静脈ラインの確保を行う．

② 現症，既往歴を聞きながら理学所見をとる

今朝7時30分ごろ，突然の強い胸背部痛発症，疼痛は改善せず現在も持続している．強い胸背部痛のため，身の置き所がないようであった．既往歴としては74歳のとき胃癌にて粘膜切除術を施行，肝腫瘍はフォローアップ中である．眼瞼結膜は貧血なし．胸部，腹部に理学所見上異常なし．皮膚は湿潤で四肢末梢の冷感あり．四肢の動脈拍動は左右差はなし．

③ 緊急検査をどのように進めるか

静脈ラインを確保する際にスクリーニングの緊急血液検査を提出する．輸液を開始すると同時に心電図をとり，心臓超音波検査をする．

標準誘導心電図：1度のA-Vブロック，ST上昇は認めず。

心臓超音波検査：左室肥大はなく，左室収縮は良好で，心嚢水も認めず。

緊急血液検査結果：WBC 7,700/μl, RBC 5,050,000/μl, Hb 14.3g/dl, Ht 43.2％, Plt 150,000/μl, total protein 7.3g/dl, albumin 3.4g/dl, Cr 0.80mg/dl, Na 144mEq/l, K 3.8mEq/l, Ca 9.0mg/dl, AST 23IU/l, ALT 15IU/l, total bilirubin 0.9mg/dl, CK 98IU/l, CK-MB 1.5ng/ml, Troponin-I 0.04ng/ml以下，amylase 78IU/l, glucose 160mg/dl, CRP 1.3mg/dl

3 最も考え得る診断は？

大動脈解離（Stanford B，DeBakey Ⅲ b）

4 さらにどのように検査を進めるか？

心電図，心臓超音波検査，CK-MB，Troponin-Iの結果から急性心筋梗塞は否定的なので，胸部単純X線撮影，胸腹部造影CT検査をする。

胸部単純X線撮影：縦隔の拡大（図1）

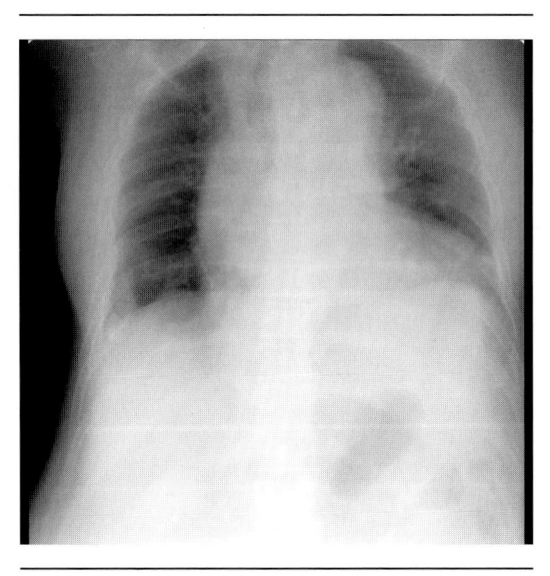

図1　救急部来院時の胸部単純X線写真
縦隔陰影の拡大がみられる。

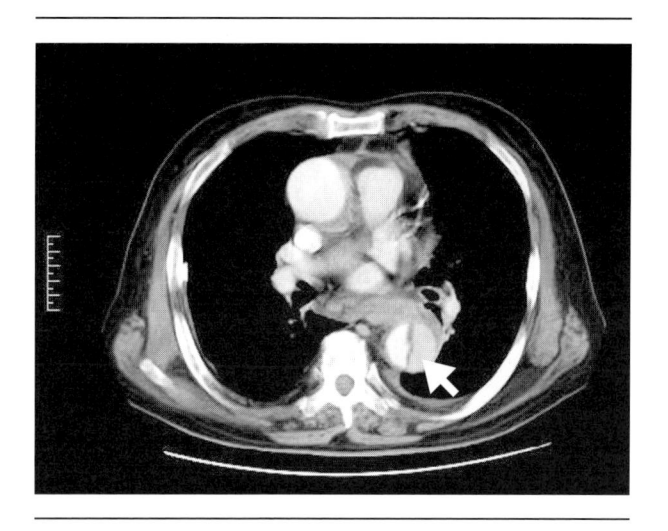

図2 救急部来院時の胸部造影CT像
下行大動脈の解離がみられる（矢印）。真腔と偽腔がフラップにより隔てられている。

　胸腹部造影CT検査：下行大動脈起始部から腹腔動脈分岐部直上まで大動脈解離（図2）

5 治療に対する反応は？

　DeBakey Ⅲ bであることから内科的治療を開始する。疼痛に対し，非麻薬性鎮痛薬であるブプレノルフィン（レペタン®）0.1mgを筋注したところ痛みはやや軽減する。また降圧の目的で，Ca拮抗薬であるニカルピン（ニカルピン®）を2mg/hrの速度で持続静注を開始し，6mg/hrまで増量後，血圧125/75mmHgとなる。

6 帰宅，入院，専門診療科への consultation ？

　循環器内科にconsultationをする。集中治療部に収容し，収縮期血圧120mmHg以下になるようにニカルピン（ニカルピン®）にて血圧を調節し，尿量は1ml/kg/hrを保つように輸液速度やニカルピンの投与速度を適宜調節した。またβ遮断薬のアテノロール（テノーミン®）25mg 1日2回の内服を開始した。Sp_{O_2}の低下に対しては，酸素マスクにて酸素を投与した。3日間は絶対安静とし，4日目からは座位を許可した。経過順調なため6日目には集中治療部退室となった。

7 病態生理

　大動脈解離は大動脈が中膜のレベルで剥離し，本来の真腔（true lumen）のほかに偽腔（false lumen）を形成した動的病態で偽腔内には血流もしくは血腫（血栓）が存在する[1]。真腔と偽腔は剥離したフラップ（内膜と中膜の一部からなる隔壁）により隔てられる。フラップは，1〜数個の輝裂を持ち，真腔から偽腔へ血液が流入する裂口を入口部（entry），再流入する破裂口を再入口部（re-entry）という。大動脈解離を起こしやすい状態としては，高血圧，結合組織病変（Marfan症候群，Ehlers-Danlos症候群，大動脈二尖弁，大動脈狭窄症，Giant cell動脈炎，Takayasu病，Behçet病，梅毒，Ormond病，外傷（交通事故，転落），医原性（カテーテルインターベーション，大動脈弁置換）などがあげられる[2]。

　形態的分類としては，Stanford分類（A型，B型）[3]とDeBakey分類[4]（Ⅰ型，Ⅱ型，Ⅲ型）がある（図3）。Stanford分類ではA型は上行大動脈に解離のあるもので，B型は上行大動脈に解離のないものである。DeBakey分類Ⅰ型は，上行大動脈に入口部があり大動脈弓部以下にまで解離が及ぶもの，Ⅱ型は上行大動脈に解離が限定するもの，Ⅲ型は下行大動脈に入口部があるもの，このうち腹部大動脈に解離が及ばないものがⅢa型，腹部大動脈に解離が及ぶものがⅢb型である。また入口部が下行大動脈にあり逆行性に解離が弓部以上に及ぶものを逆行性Ⅲ型解離という。大動脈解離の亜型として壁内血腫（intramural hematoma）やアテローム性動脈硬化プラークの潰瘍化（ulceration of atherosclerotic aortic plaques）があげられている[2,5]。

　大動脈解離の部位と解離によって生じた変化によりさまざまな病態を呈する[1]。偽腔の拡張により大動脈閉鎖不全，瘤形成，瘤形成による圧迫症状（上大静脈症候群，嗄声，嚥下障害など）が起こる。破裂により心タンポナーデを起こしたり，胸腔内，縦隔，腹腔，後腹膜などへの出血が起こる。また，分枝動脈の狭窄や閉塞により末梢の循環不全が起こる。すなわち冠虚血により狭心症や心筋梗塞，弓分枝の異常によって脳虚血，腕頭動脈や鎖骨下動脈の狭窄や閉塞により上肢虚血，下行大動脈の解離によりAdamkiewicz動脈に血流障害が生じると対麻痺，腹腔動脈や上腸間膜動脈の狭窄や閉塞により腸管虚血，腎動脈の狭窄や閉塞により腎不全，腸骨動脈の狭窄により下肢虚血が起こる[1]。

診断のポイント

　大動脈解離の診断で重要なことは，解離を疑うことである。臨床症状は，突発的で激烈な胸痛，背部痛で発症することが多く，時には放散痛や移動する疼痛もある[6]。来院

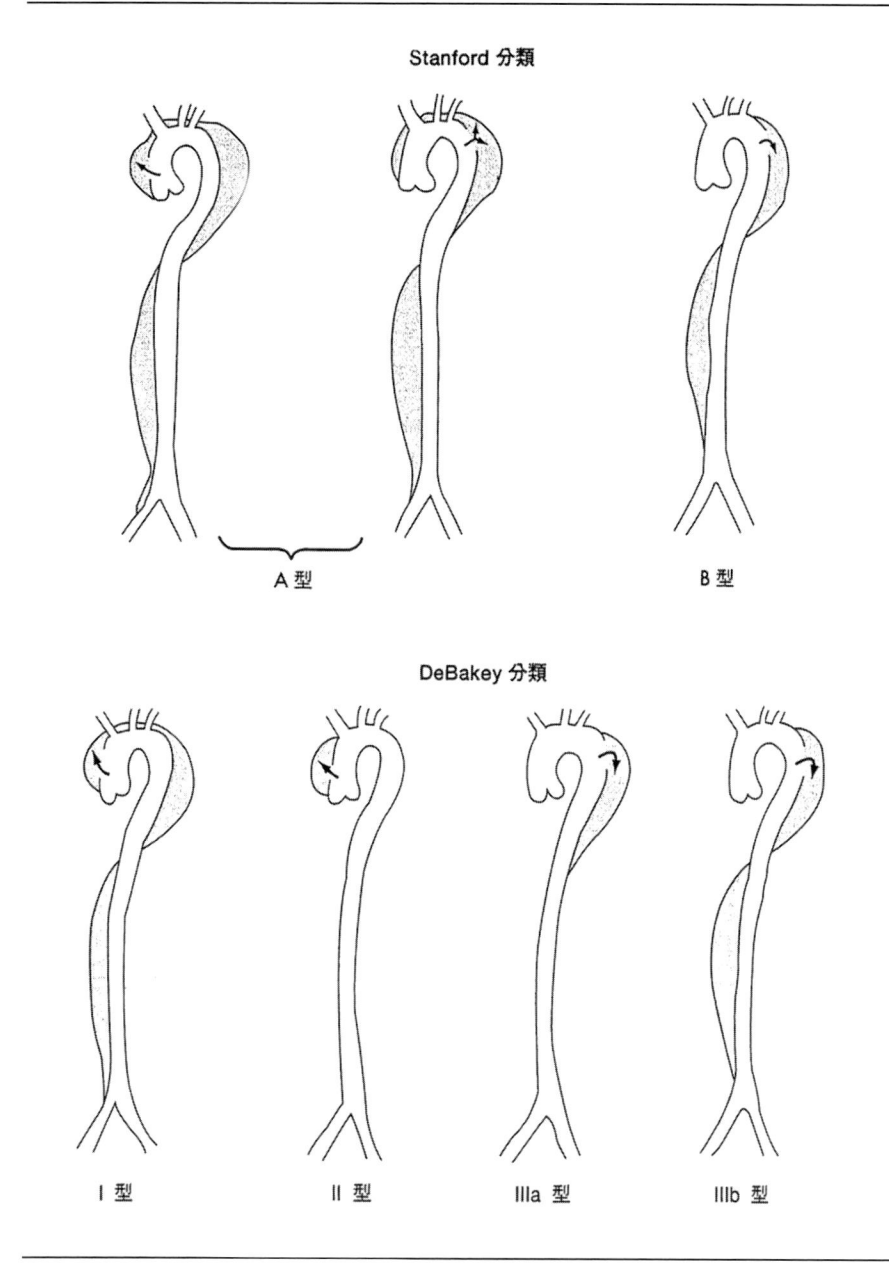

図3 大動脈解離のStanford分類とDeBakey分類
(大動脈解離診療ガイドライン. Japanese Circulation Journal 2000 ; 64, Suppl. V : 1249-1283. より引用[1])

時には多くの場合高血圧がみられるが、破裂するとショックに陥る[6]。解離が主要な分枝動脈に進展することによって虚血によるさまざまな症状が生ずる。そのため、説明のできない失神、突然の心不全、脈拍の欠損、四肢虚血、内臓の虚血などの症状があれば、大動脈解離を疑って鑑別診断を含めて早急に検索をする[2,5]。まず心電図検査をする。心電図は急性心筋梗塞との鑑別に役立つ。しかし、A型大動脈解離の約20％は冠動脈まで解離が進展して、急性心筋虚血や心筋梗塞の心電図波形を示すことがあるので慎重に対処する必要がある[5]。胸部単純X線写真の異常（縦隔陰影の拡大、大動脈陰影の異常、心陰影の異常、胸水など）は大動脈解離の60-90％にみられるが、これらの所見を欠く場合でも大動脈解離を否定できない[2,5,6]。確定診断は画像診断により解離を確認することである。経皮的または経食道超音波検査で大動脈内にフラップを確認できたら大動脈解離の診断は確定する。また、超音波検査で心タンポナーデ、大動脈弁閉鎖不全、局所壁運動障害の有無の確認をすることも重要である。さらに胸腹部造影CT検査によって、解離の範囲、偽腔と真腔の状態、臓器血流の状態、破裂の有無などを把握する[1,2,5]。

鑑別診断

急性冠症候群、解離のない大動脈弁閉鎖不全、解離のない動脈瘤、骨格筋の疼痛、心膜炎、縦隔腫瘍、胸膜炎、肺塞栓、胆嚢炎との鑑別が必要である[5]。

治療の原則

治療の原則は、解離に伴う心合併症による死亡を防止すること、大動脈破裂を防止すること、解離の進展による臓器虚血を防止することである。静脈ラインを確保し、集中治療部にて動脈圧、心電図をモニターし、時間尿量をチェックする。初期は絶対安静、禁食にする。

1) 内科的治療[1,5,7]

a. 降圧療法：初期治療で重要なのは、血圧コントロールである。尿量が得られる最低レベルに血圧をコントロールする。通常は、収縮期血圧120-110mmHg以下とし、さらに心拍数を60-80/minにコントロールする。β遮断薬のプロプラノロールと血管拡張薬を併用する。血管拡張薬としては、ニカルジピン、ジアゼパムなどのCa拮抗薬やニトログリセリンなどを持続投与する。ただし、喘息の場合はβ遮断薬を使用できないため、心拍数のコントロールにジルチアゼム、ベラパミルなどのCa拮抗薬を使用する。

b. 鎮痛：モルヒネの静注が第一選択とされているが、非麻薬性鎮痛薬のペンタゾシンやブプレノルフィンも使用される。

c．人工呼吸：血行動態が不安定な場合は，気管挿管して人工呼吸管理とする。
2) 外科的治療[1,5,7]

　Stanford A型（DeBakey I型，II型，III型逆行性解離）は外科的治療の適応である。また，解離に直接原因のある重症合併症（偽空の破裂，再解離，心タンポナーデ，意識消失や麻痺を伴う脳循環障害，心不全を伴う大動脈閉鎖不全，心筋梗塞，腎不全，腸管循環障害，四肢血栓塞栓症など）を持ち，手術によりそれが軽快するか進行が抑えられると考えられる大動脈解離の場合は外科手術の適応である。

知識の整理のための設問

(1) 大動脈解離において，内科的治療の適応となる形態分類，外科的治療の適応となる形態学的分類について述べてください。
(2) A型大動脈解離の主な死因はなんでしょう。
(3) 大動脈解離を起こしやすい時刻や季節はあるのでしょうか。

【文　献】

1) 大動脈解離診療ガイドライン．Japanese Circulation Journal 2000 ; 64, Suppl. V :1249-1283.
2) Nienaber CA, Eagle KA. Aortic dissection : New frontiers in diagnosis and management, Part I : From etiology to diagnostic strategies. Circulation 2003 ; 108 : 628-635.
3) Daily PO, Trueblood HW, Stinson EB, et al. Management of acute aortic dissections. Ann Thorac Surg 1970 ; 10 : 237-247.
4) DeBakey ME, Henly WS, Cooley DA, et al. Surgical management of dissecting aneurysms of the aorta. J Thorac Cardiovasc Surg 1965 ; 49 : 130-149.
5) Erbel R, Alfonso F, Boileau C, et al. Diagnosis and management of aortic dissection, Recommendations of the Task Force on Aortic Dissection, European Society of Cardiology. Eur Heart J 2001 ; 22 : 1642-1681.
6) Hagan PG, Nienaber CA, Isselbacher EM, et al. The International Registry of Acute Aortic Dissection (IRAD), New insight into an old disease. JAMA 2000 ; 283 : 897-903.
7) Nienaber CA, Eagle KA. Aortic dissection : New frontier in diagnosis and management. Part II : Therapeutic management and follow up. Circulation 2003 ; 108 : 772-778.
8) Mehta RH, Manfredini R, Hassan F, et al. Chronobiological patterns of acute aortic dissection. Circulation 2002 ; 106 : 1110-1115.

知識の整理のための設問の回答

A

（1）Stanford B型（DeBakey Ⅲ型）で，合併症のないものは内科的治療を行います。Stanford A型（DeBakey Ⅰ型，Ⅱ型，Ⅲ型逆行性解離）は外科的治療を行います。また，Ⅲ型でも持続する胸痛，大動脈拡大，大動脈周囲の血腫，縦隔血腫がある場合は緊急手術の適応です[5,7]。

（2）主な死因は大動脈破裂，脳卒中，内臓虚血，心タンポナーデあるいは循環不全です[2]。

（3）International Registry of Aortic Dissection（IRAD）に登録された957名の大動脈解離患者を分析した研究では，大動脈解離を起こしやすい時刻として，午前6–12時があげられています。また，季節では寒い季節（冬，特に1月）に大動脈解離が起こりやすいようです[8]。

（三高　千惠子）

CASE 21

23歳の男性
今朝からおなかが痛く吐いてしまう

1週間前より腹痛があったが，耐えられないほどではなかった。今朝より腹痛が増強し，嘔吐も出現したため，救急隊要請となった。

1 救急隊，家族，本人に電話で何を確認？

❶ 救急隊到着時の vital signs ▶ 意識：清明，血圧：100/50mmHg，脈拍：120/min，呼吸数：22/min，Sp_{O2} 97％

❷ 主訴はなにか？ ▶ 腹痛と嘔吐

❸ いつ始まったか？ ▶ 1週間前より

❹ 持続時間，増悪/軽快？ ▶ 軽い腹痛は持続していたが，今朝より腹痛が増強し，食事も摂取できず嘔吐も出現した。

❺ 随伴症状はあるか？ ▶ なし

❻ 救急隊への指示は何か？ ▶ 速やかに搬送

2 救急部到着時の緊急対応は？

① 最初に vital signs をとり，緊急の生命維持，蘇生処置の必要性を判断

意識：清明，血圧：105/49mmHg，脈拍：121/min，体温：37.8℃，呼吸数：22/min，Sp_{O2}：97％

腹痛，嘔吐が主訴で，食事も摂取できず，血圧低下，頻脈があるので，静脈ラインを確保し，乳酸リンゲル液（ラクテック®）の輸液を開始する。

② 現症，既往歴を聞きながら理学所見をとる

腹痛が強く歩行不可，少量の胆汁まじりの胃液を数回嘔吐しており，食事はとれていない。下痢，粘血便，タール便などはなかったが，昨日より排便なし。消化性潰瘍や腹痛，下血や痔瘻の既往はなく，開腹歴もなかった。腸雑音は減弱，臍周囲には激しい自発痛，圧痛（tenderness）があり，筋性防御（muscular defense），反跳痛（rebound tenderness，Blumberg徴候）がみられた。これは強い腹膜刺激症状があることを示している。右下腹部に限局する痛みはなかった。

③ **緊急検査をどのように進めるか**

　輸液ラインを確保する際にスクリーニングの緊急血液検査を提出する。腹部超音波検査を施行し，胸部腹部単純X線撮影（立位，臥位）と腹部CT検査（単純，造影）をオーダーする。造影CT検査を行うのは，造影剤を使用することにより，腸管，血管などの正常構造と病変の違いをより明確に描出できるからである。

　緊急血液検査結果：WBC 2,300/μl, RBC 5,370,000/μl, Hb 15.7g/dl, Ht 46.6％, Plt 526,000/μl, total protein 6.9g/dl, albumin 3.6g/dl, BUN 15.3mg/dl, creatinine 0.65mg/dl, uric acid 5.7mg/dl, Na 136mEq/l, K 4.2mEq/l, Cl 98mEq/l, Ca 9.2mg/dl, AST 18IU/l, ALT 11IU/l, total bilirubin 0.6mg/dl, glucose 137mg/dl, CK 102IU/l, amylase 62IU/l, CRP 5.3mg/dl, PT 13.1sec（75.9％）, PT-INR 1.18, APTT 25.3sec, fibrinogen 436mg/dl

　腹部超音波検査：腹水あり。

　胸部腹部単純X線撮影（立位，臥位）：横隔膜下に遊離ガス（**図1**）

　腹部CT検査（単純，造影）：腹腔内遊離ガス，腹水を認める（**図2**）。十二指腸は浮腫状に肥厚し，背側の後腹膜にも少量の遊離ガスを認める。また腹膜に肥厚があり，腹膜炎の所見を呈している（**図3**）。

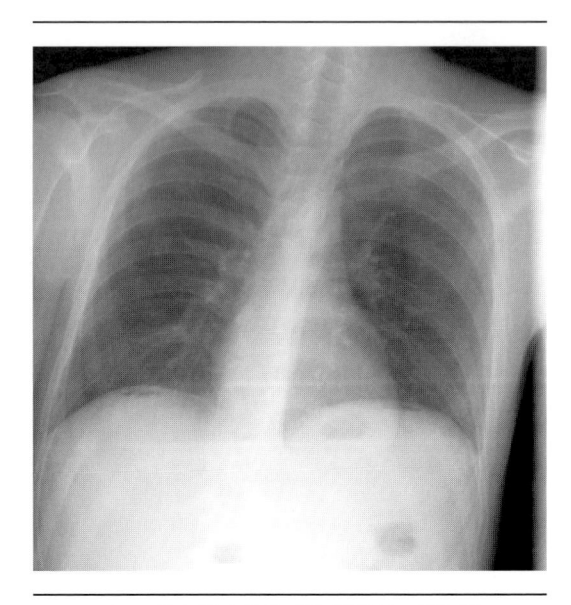

図1　救急外来受診時胸部単純X線写真
横隔膜下に遊離ガスがみられる。

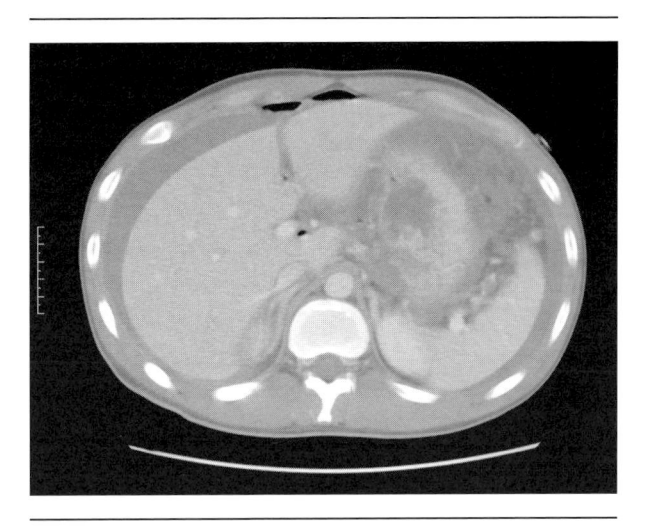

図2 救急外来受診時腹部造影CT像
腹腔内遊離ガスと腹水が認められる。

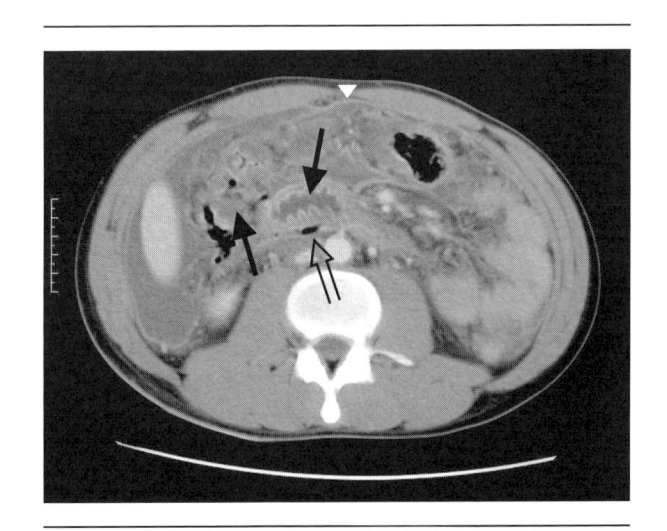

図3 救急外来受診時腹部造影CT像
　十二指腸は浮腫状に肥厚（◀）し，背側の後腹膜にも少量の遊離ガス（⇐：小さな黒の部分をさす）を認める。また腹膜に肥厚（◁：細い白い線をさす）があり，腹膜炎の所見を呈している。

3 最も考え得る診断は？

⚠ 消化管穿孔による汎発性腹膜炎

WBC減少は炎症反応が強いことを示しており，敗血症性ショックとなる可能性が高い。

4 治療に対する反応は？

急速輸液するも収縮期血圧100mmHg，脈拍は120/minと頻脈である。腹痛に対しpentazocine（ペンタジン®）15mg ivするも改善せず。上部消化管穿孔を考えてドレナージのために胃管を挿入，用手にて約100mlほど胆汁様の胃内容物を引く。嘔気やや軽減する。

5 帰宅，入院，専門診療科へのconsultation？

消化器外科のconsultationを求める。消化管穿孔による腹膜炎に対し，抗生物質のIPM/CS（imipenem/cilastatin：チエナム®）0.5g投与，消化性潰瘍による穿孔の可能性があるため，胃酸分泌抑制のためプロトンポンプ阻害薬omeprazole（オメプラール®）20mgの投与を行う。上腹部痛が持続した後に発症したこと，若年であること，CTの所見で遊離ガスは上腹部が主体であること，汎発性腹膜炎を併発していることなどにより，穿孔性十二指腸潰瘍の診断にて緊急手術を行った。若年者の上部消化管穿孔を疑っていたので，腹腔鏡による観察を行うことになった。麻酔は硬膜外麻酔（Th10/11）と全身麻酔が施行された。腹腔鏡による観察では，腹腔内全体に腸液混じりの膿性腹水と白苔を認めたが，上部消化管には異常を認めなかった。上行結腸から横行結腸脾彎曲部まで強い炎症を認め，横行結腸を被覆している大網を剥離したところ横行結腸に穿孔を認め，開腹手術へ変更した。上行結腸から横行結腸脾彎曲部まで炎症により脆弱化していたため，右半結腸切除術を行った。腹腔内全体に強い炎症を認めていたこと，敗血症性ショックとなっていたことから，術後の縫合不全の危険を考え，腹腔内での吻合を避け，回腸瘻と下行結腸瘻（粘液瘻）を造設し，洗浄ドレナージを行った。術後，左鎖骨下より中心静脈カテーテルを挿入し，気管挿管のまま集中治療部入室となり人工呼吸を施行した。心拍数140-150/min，dopamine（ドパミン®）12μg/kg/min投与にて収縮期血圧80-90mmHg，CVP低く循環血液量低下が続いていたため，アルブミン製剤を使用しながら，輸液を続けた。翌日人工呼吸より離脱し，血圧も安定し心拍数も落ち着いてきたためドパミン®を漸減した。

切除標本の肉眼所見では，結腸憩室や虚血性変化などの横行結腸穿孔の原因となるよ

うな所見は認めなかったこと，穿孔部が脊椎の椎体の腹側に位置していたことから外傷性の穿孔を強く疑った。来院時に付き添っていた上司が腹部を殴ったことがあると来院時に話していたという情報を入手していたので，外傷の有無について慎重に患者に確認した。第3病日，患者からの話により10日前に上司に腹部を殴られ，3日前にも腹部を蹴られたことが判明した。その直後から腹痛は増強していたとのことだった。第4病日に一般病棟に転棟し第26病日に退院した。

6 病態生理

　下部消化管はTreitz靱帯より肛門側の小腸，大腸を指すが，これらの腸管の穿孔原因は炎症性，閉塞性，特発性，外傷性，虚血性があげられる。下部消化管穿孔は糞便の流出に伴う腸内細菌による細菌性腹膜炎を合併する[1]。下部消化管穿孔は上部消化管穿孔よりも重篤で敗血症性ショックに陥り死に至る可能性が高い。腸内細菌であるグラム陰性桿菌によるエンドトキシンショックは，敗血症性ショックの代表的なひとつである。敗血症性ショックは，細菌や細菌性毒素（エンドトキシン，ペプチドグリカン，リポタイコ酸など）により，好中球や血管内皮細胞が刺激されてサイトカインなどの炎症性メディエーターが産生されたり，補体系が活性化されたりすることによって引き起こされる。エンドトキシンや炎症性サイトカインの刺激によって誘導型一酸化窒素（NO）合成酵素が活性化され，過剰なNOが産生されることによって低血圧や臓器障害が起こる。また組織因子の過剰発現によりantithrombin Ⅲ，activated protein C，tissue factor pathway inhibitorなどの凝固抑制因子の濃度や活性が低下し，フィブリン線溶活性も低下することから播種性血管内凝固（disseminated intravascular coagulation：DIC）が起こり，多臓器不全が生じる[2]。

診断のポイント

　腹痛を主訴とする患者では，腹膜炎を有している患者を選別するため，腹膜刺激症状（筋性防御，反跳痛）の有無を判断する。次に腹腔内遊離ガスの有無を調べる。立位の胸部と腹部のX線写真において，横隔膜下に腹腔内遊離ガスが検出されれば，消化管穿孔と診断できる。立位が困難な場合は，左側臥位にして前後像を撮り右肋骨弓下に遊離ガスを検出できれば，消化管穿孔による腹膜炎と診断できる。腹腔内遊離ガスの検出には腹部CT検査の方が単純X線写真より優れている。腹部CT検査では，腹腔内遊離ガスの検出とその分布状態だけでなく腸管壁の肥厚，腸間膜の脂肪織濃度上昇，腹水なども消化管穿孔の重要な所見である[1]。下部消化管穿孔では，細菌感染症に特徴的な発熱

など炎症反応に注目し，全身性炎症反応症候群（systemic inflammatory response syndrome：SIRS）の診断項目[3]をチェックすることが大切である．白血球減少例や低血圧例では敗血症性ショックを念頭において迅速に対応しなければならない[1]．

今回の症例では，十二指腸潰瘍の穿孔疑いにて，腹腔鏡下手術を開始したが，横行結腸穿孔が判明し，その原因は外傷によるものであった．初め患者本人が暴力を受けたことを隠していたため，腹痛の原因を問診の時点では特定することができなかった．これは大いに反省すべき点であった．家族がいれば，家族より情報収集し確認をとるが，本症例は親元を遠くはなれ，一人暮らしをしていた．上司との関係がこじれれば，仕事を辞めなければならない立場にあった．

米国の95の外傷センターにおける鈍的外傷患者227,972名中，開腹術を受けた2,152名の内臓損傷の頻度は，多いものから脾臓，肝臓，腸間膜，結腸/直腸の順であった（表1）[4]．外傷による結腸損傷の診断は難しいが，CT検査や迅速簡易超音波検査法（Focused Assessment with Sonography for Trauma：FAST）[5]によって腹腔内遊離ガスや腹腔内貯留液を検索する．結腸損傷の場合は比較的早期に手術を受けても肺炎，敗血症，ARDS，創部感染，膿瘍，腎不全など重大な合併症に陥りやすくICU入室期間や入院期間も長くなる[4]．

表1　鈍的腹部外傷患者における開腹時の内蔵損傷頻度

臓器	頻度（％）
脾臓	52.8
肝臓	36.7
腸間膜	13.8
結腸/直腸	13.1
膵臓	13.0
横隔膜	12.3
血管	9.2
膀胱	5.6
腎臓	5.0

（Williams MD, Watts D Fakhry S. Colon injury after blunt abdominal trauma: results of the EAST multi-institutional hollow viscus injury study. J Trauma 2003 ; 55 : 906-912.より引用[4]）

鑑別診断

急性腹症として急性虫垂炎，腸閉塞，胃十二指腸潰瘍穿孔，急性胆嚢炎，膵炎，急性憩室炎，憩室穿孔，尿管結石，女性の場合は卵管炎，卵巣捻転，子宮外妊娠などとの鑑別が必要である．

治療の原則

下部消化管穿孔の治療は緊急開腹手術が原則である．開腹により穿孔部位を確認し，穿孔部を含む原因病巣切除，大量洗浄ドレナージ，人工肛門造設術を行う．また感染対策として抗生物質が重要である．腹腔内感染に対する抗生物質として推奨されているものを表2に示した[6]．腸内細菌である大腸菌を主とするグラム陰性桿菌と*Bacteroides*を主とする嫌気性菌による重症感染症，それに続く敗血症性ショックやDICに対する治療も必要である[1]．

表2 腹腔内感染患者に対する抗生物質投与療法

1剤投与
  Ampicillin/sulbactam
  Cefotetan
  Cefoxitin
  Ertapenem
  Imipenem/cilastatin
  Meropenem
  Piperacillin/tazobactam
  Ticarcillin/clavulanic acid

2剤投与
  Aminoglycoside＋抗嫌気性菌薬（clindamycin あるいは metronidazole）
  Aztreonam＋clindamycin
  Cefuroxime＋metronidazole
  Ciplofloxacin＋metronidazole
  第3あるいは第4世代のcephalosporin（cefepime, cefotaxime, ceftazidime, ceftizoxime, あるいはceftriaxone）＋抗嫌気性菌薬

(Malangoni MA. Contributions to the management of intraabdominal infections. Am J Surg 2005 ; 190 : 255–259 より引用[6])

知識の整理のための設問

(1) 腹痛，嘔吐を主訴に来院した患者さんに対して問診はどのようにしますか。
(2) 腹膜刺激症状をあげてください。
(3) 穿孔性腹膜炎の腹部X線写真，腹部超音波検査，腹部CT検査の見方のポイントはどこですか。
(4) FASTとはなんですか。
(5) SIRS，敗血症，敗血症性ショックの診断基準を述べてください。

【文献】

1) 石川雅健．下部消化管穿孔，急性腹症；診断へのアプローチと手術適応の判断．救急医学 2004；28：75-80．
2) Annane D, Bellissant E, Cavaillon J-M. Septic shock. Lancet 2005；365：63-78.
3) Members of the American College of Chest Physicians/Society of Critical Care Medicine Consensus Conference Committee, American College of Chest Physicians/Society of Critical Care Medicine Consensus Conference : Definitions for sepsis and organ failure and guidelines for the use of innovative therapies in sepsis. Crit Care Med 1992；20：864-874.
4) Williams MD, Watts D, Fakhry S. Colon injury after blunt abdominal trauma : results of the EAST multi-institutional hollow viscus injury study. J Trauma 2003；55：906-912.
5) Rozycki GS, Ochsner MG, Schmidt JA, et al. A prospective study of surgeon-performed ultrasound as the primary adjuvant modality for injured patient assessment. J Trauma 1995；39：492-500.
6) Malangoni MA. Contributions to the management of intraabdominal infections. Am J Surg 2005；190：255-259.
7) 坂本照夫．急性腹症（穿孔性腹膜炎），救急画像診断Q&A―研修医からの質問361．岡本和文，相馬一亥編集．救急・集中治療第16巻臨時増刊号．東京：総合医学社；2004. p. 74-79.

知識の整理のための設問の回答

(1) 腹痛については，歩行可能であるかどうかを聞きます。腹膜刺激症状が強いと歩けません。嘔吐についても，回数，量，血液混入の有無を聞きます。上部消化管の潰瘍では出血していることがあります。ただし嘔吐を繰り返していれば，マロリーワイスのように血液が混入するので，はじめから血液混じりであったかどうか，コーヒー残渣様であったかも確認します。排便についても確認します。下痢をしていれば腸炎，便秘になっていれば，腹膜炎による腸管麻痺を考えます。また，消化性潰瘍や腹痛，

下血や痔瘻の既往，開腹歴の有無も聞きます。消化性潰瘍を考えれば，ストレスの多い職場で悩んでいたかなどの生活環境も確認します。下血や痔瘻の既往があればクローン病の穿孔も考えますので，炎症性腸疾患の可能性も検討します。何もなければ，外傷のエピソードの有無も確認する必要があります。

(2) 腹膜刺激症状として，筋性防御，反跳痛が重要です。腹膜炎では腹膜の緊張が高まっています。腹壁を手のひらで圧迫したときに反射性に出現する筋肉の緊張が筋性防御です。反跳痛は，押していた腹壁を急に離したときに生じる痛みで，壁側腹膜や腸間膜に炎症が波及した際にみられます。

(3) 穿孔性腹膜炎の所見として，腹部X線写真では，消化管穿孔による腹腔内遊離ガス所見，麻痺性イレウスによるniveau像（腸管内鏡面形成），腹水貯留による傍結腸溝開大や腸腰筋陰影の消失などがあります。腹部超音波検査では，腹腔内の液体貯留や腹部実質臓器の病変，腹部CT検査では，腹腔内遊離ガス，後腹膜気腫，腹腔内液体貯留，消化管壁の腫大などが穿孔性腹膜炎の所見としてあげられます[7]。

(4) FASTとは，Focused Assessment with Sonography for Traumaの略語で迅速簡易超音波検査法のことです。外傷の初期診療において，超音波検査によって大量血胸，腹腔内出血，心タンポナーデなどを迅速に検知する方法です。具体的には，心窩部（心嚢），右上腹部（モリソン窩と右胸腔），左上腹部（脾腎境界と左胸腔），恥骨上（ダグラス窩）の順で行い，出血の有無を確認します[5]。

(5) SIRSの診断基準[3]は，①体温＞38℃あるいは＜36℃，②心拍数＞90/min，③呼吸数＞20/minあるいはPa_{CO_2}＜32mmHg，④WBC＞12,000/μl，＜4,000/μlあるいは未熟顆粒球＞10％という項目があてられ，この4項目のうち2つ以上満たした場合にSIRSと定義されます。感染症が原因でSIRSとなったものを敗血症と呼び，低血圧（収縮期血圧＜90mmHgあるいは通常よりも40mmHgを超える低下）が持続し臓器灌流異常を伴うものを敗血症性ショックと定義します。

（三高　千惠子，石川　敏昭）

Column
ARDSの長期予後

　集中治療部へは臓器機能不全により生命危機に瀕した患者が入室してくる。原因の除去に努める（できないことがむしろ多いが）と同時に，臓器機能の補助，生理学的パラメーターを各病態に即して最適の状態に維持することにより救命を図り，生命維持にめどがついた段階で一般病棟での治療を継続する。集中治療部退室後の患者の長期予後に関しては，集中治療に携わる者にとって不明，もしくは考える余裕がないのが実情であった。予後評価は病院からの生存退院でなされるが，多くの考慮を払われてこなかった。しかし，集中治療部での治療は患者の長期予後に影響をあたえる。トロントのHerridgeら[1]は，カナダの4つの集中治療部で，急性呼吸促迫症候群（acute respiratory distress syndrome：ARDS）の治療を受け生存した患者を3，6，12ヶ月後に評価して，予後を前向きに調査した。患者に病院に来てもらうか訪問して，理学所見，肺機能検査，胸部X線写真，酸素飽和度，6分間の歩行テスト，SF-36（the medical outcomes study 36-item short-form general health survey）を行った。ARDSの生存患者117名を対象としたが，1年後まで追跡調査ができたのは83名であった。減少した体重，呼吸機能（forced vital capacity, forced expiratory volume in one second, total lung capacity, residual volumeは予測値の80-100%，拡散能のみが1年後で72%）はほとんど1年後までに正常値近くに回復していたが，運動能は著しく障害を受け，1年後でも6分間の歩行距離は予測値の66%に過ぎなかった。また，SF-36で評価した生活の質は，emotional roleを除いてすべての項目で1年後でも25-72（最良値を100とした時）にとどまった。これらの結果は筋力の低下によるものであり，呼吸機能の低下によるものではなかった。集中治療部で治療を受けた患者はわれわれの予測していた以上に多発性神経障害（polyneuropathy），筋障害（myopathy）が起こっていることを示している。なぜ，このようなpolyneuropathy, myopathyが起こるかは，従来十分に検討されてこなかった。今後の集中治療部での治療の質，予後評価は，集中治療あるいは重症疾患の結果として起こるpolyneuropathy, myopathyを評価基準として加える必要がある[2]。Bergheら[3]の行ったIntensive Insulin therapyの報告では，集中治療部での治療中に血糖値を厳密に80-110mg/dlに保った群（intensive treatment）では，集中治療部入室中に検査した筋電図でのpolyneuropathyが45/157（28.7%）の発症であったのに比較して，通常の血糖管理を行った群（conventional treatment）は107/206（51.9%）の発症であった。Bergheらの研究[3]はARDS患者を対象としたものではないので，集中治療で治療を受ける患者は広くpolyneuropathy, myopathyに罹患している可能性が高い。

　集中治療部で治療を受ける重症患者は，身体的な障害のみでなく知的能力，精神的，心理学的な障害も受ける。Hopkinsら[4]は，ARDSからの生存者を2年間

にわたり追跡し，最終的に62名の患者からデータを得ることができた。心因的，感情的機能の評価は，general intelligence, attention/concentration, memory mental processing speed, executive function visuospatial abilitiesに関して，それぞれに開発されてきた評価法を用いている。その結果は，ARDSからの生存者はneurocognitive impairmentsは退院時よりも1年後には回復しているが，それ以上の回復は2年後でも認められないことであった。SF-36に関しても追跡しているが，1年後の回復はHerridgeらの成績とほぼ同様であり，2年後でも有意な改善を認めていなかった。

Bergheらの報告[3]は，明確に集中治療部での治療が長期予後，おそらく合併症にも影響することを示している。集中治療に携わる者は，重症患者が集中治療部から生存して一般病棟に転棟できることを目標とするにとどまらず，患者の長期予後をみとおして，病態生理の解明と治療法の検討を続けなければならない。

【文　献】

1) Herridge MS, Cheung AM, Tansey CM, et al. One-year outcomes in survivors of the acute respiratory distress syndrome. N Engl J Med 2003 ; 348 : 683-693.
2) Hudson LD, Lee CM. Neuromuscular sequelae of critical illness. N Engl J Med 2003 ; 348 : 745-747.
3) Berghe GVD, Wouters P, Weekers F, et al. Intensive insulin therapy in critically ill patients. N Engl J Med 2001 ; 345 : 1359-1367.
4) Hopkins RO, Weaver LK, Colingridge D, et al. Two-year cognitive, emotional, and quality-of-life outcomes in acute respiratory distress dyndrome. Am J Respir Crit Care Med 2005 ; 171 : 340-347.

補：患者の健康状態に起因する生活の質の評価法として開発されてきたのがSF-36である。8の評価項目の中にさらに細かな評価項目が合わせて36項目ある。8の主要評価項目は，身体機能（physical functioning：PF），日常役割機能（role-physical：RP），体の痛み（bodily pain：BP），全体的健康感（general health perception：GH），活力（vitality：VT），社会生活機能（social functioning：SF），日常役割機能-精神（role-emotional：RE），心の健康（mental health：MH）より構成されている。（参考文献．経皮的冠動脈形成術後の健康関連Qualtiy of Lifeの変化．青山ゆかり，ほか．日集中医誌2003 ; 10 : 207-209.）

（今井　孝祐）

和文索引

■あ
アシドーシス 178
アスピリン 154, 155
アセチルCoA 178
アセトアミノフェン 97, 98, 99, 100, 101
アセトン 178
アセト酢酸 178
アナフィラキシー 2, 3, 4
アナフィラキシー様反応 2, 3, 4
アニオンギャップ 176, 178, 180, 181

■い
胃洗浄 97
イソプロテレノール 164
一時的ペーシングカテーテル 159
インスリン 19, 20, 52, 177, 178, 180
インスリン拮抗ホルモン 178
咽喉頭痛 9, 11, 12, 15
咽頭痛スコア 13
インフルエンザ菌 12, 38, 42

■う
ウイルス性下痢症 113

■え
エピネフリン 2, 4, 5, 7, 19, 21
エピペン 3
塩酸ニカルジピン 75
エンドトキシン 38

■お
黄色変性 69

■か
過換気 124
過換気症候群 122, 125
過換気発作 120

活性炭 97
カテコールアミン 147
下部消化管穿孔 195, 197

■き
拮抗反応 19
キャンピロバクター 107
急性冠動脈症候群 153, 155
急性下痢症 106, 108
急性喉頭蓋炎 10, 14
急性心筋梗塞 153
急性腎不全 81
急性腹症 197
急性水中毒 84
胸腔ドレーン 167
胸腔ドレナージ 170
橋出血 77
共生微生物療法 113
橋中央ミエリン溶解 87
巨大ブラ 166
筋障害 200
筋性防御 191, 199
緊張性気胸 170

■く
クモ膜下 72
クモ膜下出血 67, 68, 69, 70
グルカゴン 19, 21
グルタチオン 98
グルタミン酸脱炭酸酵素 176

■け
経口補水療法 112
頸椎損傷 133, 134
頸動脈洞症候群 159
頸動脈洞性失神 161
頸動脈洞刺激 162
頸動脈洞マッサージ 159
頸動脈体 127
軽度頭部外傷 48, 50
経尿道的尿管砕石術 61, 64

経皮的腎砕石術（percutaneous nephrolithotripsy：PNL） 61, 64
血液脳関門 76
血液分布異常性ショック 30
血管内容量減少性（出血性）ショック 29
血管閉塞性ショック 30
血管迷走神経原性失神 161
血漿浸透圧 84, 86, 87, 90, 92
血小板 153
血栓溶解療法後 155
血糖値 52
血尿 58
ケトアシドーシス 180
ケトン体 178
ケモカイン 38

■こ
抗GAD 176
好塩基球 3, 5, 7
高血圧性脳内出血 76
高血糖 52, 176
高血糖性高浸透圧 178, 179, 180
喉頭蓋炎 12
抗利尿ホルモン分泌異常症候群 84
高齢者外傷 48, 50
呼吸苦 12
呼吸困難 14
混合静脈血酸素飽和度 28, 32, 33

■さ
細菌性髄膜炎 36, 38, 39, 41
サイトカイン 38, 43
再膨張性肺水腫 170, 171
細菌性下痢 109
左室駆出率 147
嗄声 11, 15
サルモネラ 107

酸素供給量　23, 28, 31, 32, 33, 34, 116
酸素消費量　31, 34
酸素摂取率　23, 34

■し
糸球体濾過率　81
自己調節能　79
次硝酸ビスマス　112
視床出血　77
自然気胸　166, 168, 169, 170
次炭酸ビスマス　112
失神　160, 162, 163
自動脳血流制御　77
次没食子ビスマス　112
十二指腸潰瘍　196
粥腫　153
循環血液量　27
循環血液量減少性ショック　27, 30
消化管穿孔　194, 195
上気道感染症　12
状況性失神　161
小脳出血　77
静脈性腎盂尿管造影検査　61
食物性アナフィラキシー　3
腎盂腎炎　61, 64
心筋逸脱酵素　154
心筋梗塞　24
神経障害　52
神経調節性失神　159, 159
腎血流量　81
心原性ショック　30
心室細動　147
心室性頻拍　142
腎障害　52
腎前性腎不全　106
迅速簡易超音波検査法　196
浸透圧受容器　86
浸透圧性髄鞘脱落　87
心肺停止　173
心拍出量　23, 28, 116
腎保護作用　81

■す
髄液検査　37, 39

水頭症　72
膵島自己抗体　176
髄膜炎菌　38, 42
ステロイド　5

■せ
脊髄腔穿刺　36
脊髄損傷ショック　133
赤痢菌　107
舌咽神経痛／三叉神経痛性失神　161
潜血反応　59
穿孔性十二指腸潰瘍　194
穿孔性腹膜炎　199
全身性炎症反応症候群　196
前方縁線　136
喘鳴　12

■そ
組織酸素供給量　27

■た
体外衝撃波砕石術　61, 64
代謝性アシドーシス　27, 106, 176, 178
大腿骨頸部骨折　27
大動脈解離　184, 186, 188, 189, 190
大動脈体　127
大動脈内バルーンパンピング　147
多臓器機能障害　27
脱水　106
多発外傷　48, 50
多発性神経障害　200
炭酸ガス応答性　126
炭酸水素ナトリウム　180

■ち
中枢化学受容器　121, 123, 125, 126
長期予後　200

■つ
椎体突起起始部線　133, 136
椎体の後方縁線　133, 136
椎体の前方縁線　133

■て
低Na血症　72
低圧持続吸引　167
低血糖認識能低下　19
低血糖発作　18, 19, 20
低酸素応答曲線　127
低体温　173
低体温療法　174
低ナトリウム血症　86, 87, 88, 90, 92, 93
低二酸化炭酸ガス血症　120, 122
デキサメサゾン　40, 43

■と
糖尿病　19
糖尿病性ケトアシドーシス　176, 178, 179, 181, 182
動脈血炭酸ガス　125
動脈血炭酸ガス分圧　121, 126
動脈血二酸化炭素ガス　123
動脈瘤　67, 71
動脈瘤の破裂　71
特異IgE抗体　4
突然死　140
ドパミン　81, 82, 107, 159
トロンビン　153
トロンビン受容体　153

■な
ナトリウムチャネル遺伝子　140

■に
ニトログリセリン　154
乳酸アシドーシス　180
乳酸リンゲル液　107
尿管結石　56
尿浸透圧　84, 86, 87
尿中Cペプチド測定　176
尿中ケトン体　176
尿路結石　64

■の
脳灌流圧　77
脳血流量　79, 121, 126
脳梗塞　77
脳酸素消費量　173

脳室内出血　48
脳脊髄液　72
脳脊髄液所見　37
脳卒中　74, 79, 80
脳動脈撮影　67
脳動脈瘤破裂　67, 174
脳動脈攣縮　72
脳内出血　76, 77
脳内出血治療アルゴリズム　78
脳浮腫　87, 92, 182
脳保護　173, 174
ノルエピネフリン　81, 82

■は
肺炎連鎖球菌　38, 42
敗血症　23, 117, 198
敗血症性ショック　81, 82, 195, 196, 197, 198
肺動脈カテーテル　116
肺動脈楔入圧　116
ハイムリッヒバルブ　167
反射性失神症候群　161
反跳痛　191, 199
汎発性腹膜炎　194

■ひ
非ST上昇性心筋梗塞　152
被蓋出血　75, 76
ヒスタミン受容体拮抗薬　5
非ステロイド性抗炎症薬　57
非ステロイド性消炎鎮痛薬坐剤　61
皮内反応　5
ビブリオ　107
肥満細胞　3, 5, 7
病原性大腸菌O-157　107
ビリルビン　69

■ふ
不安定狭心症　152, 153
腹腔内遊離ガス　192, 195, 199
腹水　192
腹膜　199
腹膜炎　195
腹膜刺激症状　195, 198, 199
ブラ　168

ブルガダ症候群　138, 140, 142, 143, 145
ブレブ　168
プロトンポンプ阻害薬　194
分光光度計　69, 70

■へ
ヘモグロビン　23
便培養　107
片麻痺　76

■ほ
飽和状態　59, 64
補体　7

■ま
末梢化学受容体　123, 125
麻痺性イレウス　199

■み
ミエリン鞘　92
ミトコンドリア　52, 178

■も
網膜障害　52
モルフィン　154

■ゆ
遊離脂肪酸　178

■よ
溶血性尿毒症症候群　115
腰椎穿刺　41, 69, 70, 72

■り
硫酸アトロピン　159
流涎　9, 10, 12, 14, 15
輪状甲状靱帯　15

■ろ
6分間歩行テスト　200

欧文索引

■A
Abbreviated Injury Score　51
acetaminophen　97, 102
ACS　151
actin　156
acute coronary syndrome　151, 153, 155
acute myocardial infarction（AMI）　153
ADH　72, 85, 87, 90
AED　173
anaphylactoid reaction　2, 7
anaphylaxis　2, 7
anterior spinal line　133, 136
aortic body　127
APACHE Ⅱ　24
APAP：acetaminophen　98
aquaporin-2　93
ARDS　200, 201
A群連鎖球菌　12

■B
β遮断薬　163, 185
βヒドロキシ酪酸　178
baroreceptor reflex　160
Bezold-Jarisch reflex　160
bilirubin　69
bismuth subgallate　112
bismuth subnitrate　112
bismuth subcarbonate　112
blood-brain-barrier　76
Blumberg徴候　191
Brugada syndrome　138
B-type natriuretic peptide　85, 147

■C
Campylobacter　107
CaO$_2$　30
carotid body　127
carotid sinus syncope　162
Ca拮抗薬　185
central chemoreceptors　126
central pontine myelinolysis　87
centrilobular hepatic necrosis　98
Cerebral salt wasting（CSW）　87, 90, 92
counterregulation　19, 20
C-peptide　18
creatine kinase MB（CK-MB）　147, 151
CT scan　69
cyclooxygenase（COX）-2　82
CYP　103
CYP2EI　101
cytochrome P450　98, 103
cytopathic hypoxia　29
Cペプチド　177

■D
$\dot{D}O_2$　30
DeBakey　190
DeBakey Ⅲ b　184
DeBakey Ⅰ　189
DeBakey 分類　186, 187
DIC　197

■E
E. coli O-157　113, 115
early goal-directed therapy　29, 33
emphysema-like changes　168
endotoxin　43
enkephalin　112
epinephrine　2
EpiPen　7
extracorporeal shock wave lithotripsy：ESWL　61, 64

■F
fasudil hydrochloride　71, 72
Focused Assessment with Sonography for Trauma（FAST）　196, 198, 199

■G
glomus type I cells　127
Glut 1　19, 21
goal-directed therapy　28, 50
Group A Streptococcus　12

■H
Haemophilus influenza　12, 38, 42
HbA$_{1C}$　18, 176
Heimlich valve　170
hemodilution　71, 72
histamine　3
hypertension　71, 72
hyperventilation syndrome　122
hypervolemia　71, 72
hypoglycemia unawareness　19, 21
hypothalamic osmoreceptors　86

■I
immunoglobulin（Ig）E　3
implantable cardioverter defibrillator（ICD）　145
insulin　52
Intensive Insulin therapy　52, 200
intraaortic balloon pumping（IABP）　147
intravenous pyeloureterography（IVP）　61, 62, 64
ischemic penumbra　77, 79
isoproterenol　164

■K
KUB　57, 60, 61, 62, 64

■ L

Laryngeal mask airway 15
left ventricular apical ballooning 147
Leukotriene C4 3
lipopolysaccharide：LPS 38, 43

■ M

Morphine 154
muscular defense 191
myopathy 200
myosin 156

■ N

N-acetylcysteine（NAC） 97, 100, 102
N-acetyl-para-amino-phenol：APAP 98, 101
N-acetyl-p-benzoquinoneimine 98, 99, 101
NAPQI 98, 101
Neisseria meningitidis 38, 42
nephropathy 52
neurally mediated reflex syncopal syndromes 160
neurocardiogenic syncope 162, 164
neurocognitive impairments 201
neuroglycopenia 20
neuroglycopenic syndrome 21
neuropathy 52
neuropeptide Y 147
NF-κB 53
nimodipine 71, 72
niveau像 199
noroviruses 111, 114
NSAIDs 57, 62

■ O

oral rehydration therapy 113, 114
osmotic demyelination, central pontine myelinolysis 87, 88, 90, 93

■ P

P450 100
paracetamol intoxication 99
pathogen-associated molecular patterns（PAMPs） 38
Percutaneous coronary intervention（PCI） 151
percutaneous nephrolithotripsy（PNL） 61
PINES（paracrine-immuno-neuro-endocrine system） 109
polyneuropathy 200
posterior spinal line 133, 136
primary survey 48, 50
prostaglandin D2 3
Protease-activated receptors：PAR 153
proterenol 159
pulmonary artery catheter 116

■ R

rebound tenderness 191
reduced glutathione（GSH） 98, 101
retinopathy 52
rotavirus 111, 114

■ S

SAH 67
Salmonella Sp. 107
Sellick's maneuver 15
serotonin 147
SF-36 200, 201
Shiga toxin 115
Shigella 107
SIADH 87, 90
SIRS（systemic inflammatory response syndrome） 81, 196, 198, 199
sodium channel gene 140
spectrophotometry 69, 72
spinolaminar line 133, 136
Stanford A 189
Stanford B 184, 190
Stanford分類 186, 187
Streptococcus pneumoniae 38, 42

stroke 74
ST非上昇型心筋梗塞 151
subarachnoid hemorrhage 67
superoxide 52
supersaturation 59, 64
surgical diabetes 52
Swan-Ganz catheter 116
symdrome of inappropriate secretion of antidiuretic hormone：SIADH 84
syncope 160
systemic inflammatory response syndrome（SIRS） 81, 196, 198, 199

■ T

Tako-tsubo-like left ventricular dysfunction 147
TCAサイクル 178
temporary pacing catheter 159
Thrombolysis in myocardial infarction（TIMI）grading system 156
Thrombolysis in Myocardial Ischemia（TIMI） 151
Tilt table test 162, 163
TIMI 151
TIMI grading system 155
TIMI risk score 151
toll-like receptors（TLR） 38, 43
transurethral ureterolithotripsy（TUL） 61, 64
triple H 71, 72
Troponin 154, 155, 156
Troponin-C 156
Troponin-I 147, 151, 156
Troponin-T 156
tryptase 3

■ U

unstable angina 153
upper respiratory tract infection 12

■ V

$\dot{V}_{O_2}$ 30

vasospasm 72
Vaughan Williams 145
ventromedian hypothalamic
　　nuclei 19
Vibrio 107

■ W
Whipple's triad 18, 20, 21

■ X
X線撮影 57
xanthochromia 69, 72

掲載疾患一覧

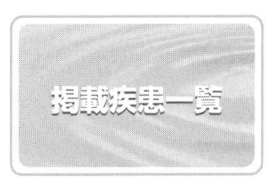

CASE		疾患	症例	頁
CASE	1	Anaphylaxis アナフィラキシー	23歳の男性　食後に突然の全身の掻痒感と息苦しさが出現	1
CASE	2	Epiglottitis 喉頭蓋炎	50歳の女性　喉が痛くてつばも飲み込めず涎がでてしまう	9
CASE	3	Hypoglycemia 低血糖発作	70歳の男性　ダンス教室中に突然に座り込み返事をしなくなった	17
CASE	4	Hemorrhagic shock 出血性ショック	80歳の男性　自宅で転倒後右下肢痛, 意識も徐々に低下してきた	25
CASE	5	Bacterial meningitis 細菌性髄膜炎	54歳の男性　会社内で歩き回り, 話しかけにも応答しない	35
CASE	6	Minor trauma, geriatric trauma 高齢者外傷	88歳の女性　転倒して左眼瞼部・左手首を打撲し疼痛が強い	45
CASE	7	Ureterstone 尿管結石	57歳の男性　突然の強い右側腹部痛と嘔吐, 下痢がある	55
CASE	8	SAH クモ膜下出血	28歳の女性　勤務中に立ちくらみを訴え, うつろな表情, 返事をしない	65
CASE	9	ICH 脳内出血	57歳の男性　会議中にろれつがまわらなくなり発汗顕著である	73
CASE	10	Water intoxication 水中毒	64歳の女性　呼びかけに応答できず嘔吐している	83
CASE	11	Acetoaminophene アセトアミノフェン中毒	19歳の女性　大量の薬物を内服したと通報してきた	95
CASE	12	Diarrhea 急性下痢症／脱水症	55歳の男性　意識消失発作と息苦しさを訴える	105
CASE	13	Hyperventilation 過換気症候群	22歳の女性　突然に意識消失発作が起きた	119
CASE	14	Cervical spine injury 頸椎損傷	73歳の女性　階段から10段ほど転落して背部痛が強く動けない	129

CASE				
15	Brugada syndrome ブルガダ症候群	46歳の男性　勤務中に机上に うつぶせていびきをかいている	137
16	Acute coronary syndrome 急性冠動脈症候群	80歳の男性 動作時息苦しい	149
17	Syncope 失神	64歳の男性 突然に意識消失，倒れた	157
18	Pneumothorax 気胸	33歳の男性 突然に胸が痛くなって歩けなくなった	165
19	Diabetic ketoacidosis 糖尿病性ケトアシドーシス	32歳の男性 息が苦しくてよくならない	175
20	Aortic dissection 大動脈解離	80歳の男性 身の置き所がないほど背中が痛い	183
21	Perforation of intestine 消化管穿孔	23歳の男性 今朝からおなかが痛く吐いてしまう	191

編者略歴

今井 孝祐（いまい たかすけ）

1969年　群馬大学医学部卒

群馬大学医学部麻酔・蘇生学教室助教授，群馬大学医学部附属病院集中治療部，同救急部副部長を歴任後，

1998年4月より東京医科歯科大学大学院医歯学総合研究科教授，救命救急医学分野を担当，現在に至る。

日本集中治療医学会副会長（第35回会長），日本集中治療医学会専門医，日本救急医学会専門医，日本麻酔科学会指導医

救急集中治療部ケースファイルズ　　〈検印省略〉

2006年9月1日　第1版第1刷発行

定価（本体4,800円＋税）

編集者　今井孝祐
発行者　今井　良
発行所　克誠堂出版株式会社
〒113-0033　東京都文京区本郷3-23-5-202
電話（03）3811-0995　振替00180-0-196804

ISBN4-7719-0310-7 C3047 ¥4800E　印刷　ソフト・エス・アイ株式会社
Printed in Japan © Takasuke Imai 2006

・本書の複製権・翻訳権・上映権・譲渡権・公衆送信権（送信可能化権を含む）は克誠堂出版株式会社が保有します。

・[JCLS] <㈳日本著作出版権管理システム委託出版物>
本書の無断複写は著作権法上での例外を除き禁じられています。複写される場合は，そのつど事前に㈳日本著作出版権管理システム（電話 03-3817-5670, FAX 03-3815-8199）の許諾を得てください。